饮食精粹新编（卷二）
——夏　篇

董泽宏　著

中国协和医科大学出版社

图书在版编目（CIP）数据

饮食精粹新编（卷二）-——夏篇/董泽宏著.—北京：中国协和医科大学出版社，2019.3
ISBN 978－7－5679－1040－9

Ⅰ.①饮…　Ⅱ.①董…　Ⅲ.①食物养生－普及读物　Ⅳ.①R247.1－49

中国版本图书馆 CIP 数据核字（2018）第 057500 号

饮食精粹新编（卷二）——夏篇

著　　者：董泽宏
责任编辑：吴桂梅　林　娜

出版发行：中国协和医科大学出版社
　　　　　（北京东单三条九号　邮编 100730　电话 65260431）
网　　址：www. pumcp. com
经　　销：新华书店总店北京发行所
印　　刷：北京玺诚印务有限公司

开　　本：700×1000　1/16 开
印　　张：17
字　　数：200 千字
版　　次：2019 年 3 月第 1 版
印　　次：2019 年 3 月第 1 次印刷
定　　价：36.00 元

ISBN 978－7－5679－1040－9

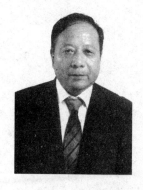

董泽宏，中国中医科学院（中）医学博士毕业，副主任医师。主编《中药现代研究与应用》（6卷）（总主编，编写药理部分，学苑出版社，1996年出版，获中华中医药学会图书二等奖）；主编《饮食防误300例》（中国中医药出版社，1994年出版，独立完成）；主编《饮食精粹》（4卷）（中国协和医科大学出版社，2001年8月出版，独立完成）；主编《百年中医》（民国时期北平中医部分）（化工出版社，2006年出版）；主编《药酒祛病205问》（第三主编，人民军医出版社，2011年出版）；主编《足疗祛病100问》（人民军医出版社，2014年出版）；主编《食疗本草白话评析》（3卷）（人民军医出版社，2015年出版，独立完成）；主编《内经密码望诊探秘》（中国中医药出版社，2016年出版）；主编《医误博典》（饮食保健品部分）（华夏出版社，1993年出版）。参与编写专著20余本；发表专业论文60余篇。在《人民日报》《工人日报》《中国青年报》《北京日报》《北京青年报》《北京晚报》《中国民航报》等报纸发表科普文章100余篇及通讯、文学文章300余篇，共约2000余万字。

序　言

夏天气温升高，天气炎热，习称盛夏。

热能熔石烁金，冶炼钢铁时高温才能去除杂质，合成新的成分。热是促成万物生长的基本条件，中医学将夏归属于"长"的季节，各种植物几乎是拔着枝节生长，尤省儿时伏在玉米地旁聆听禾苗的拔节声。

热能使发育期青少年生长加快，成年人机体变化增加，体内的热血奔流升腾，导致发炎"上火"、血压升高、中暑及头晕疾病。

热促使各种生物活动频繁，乡间田野到处可以听到鸟语蝉鸣，晚间则能听到虫吟蛙唱。热也促使多种病原微生物加速繁殖，病原微生物的载体苍蝇、蚊子按分秒成倍增多，各种传染病急速蔓延，各种传染性疾病患者急速增加。夏季，人们的食欲降低，胃酸分泌减少，消化力减弱。夏季中段，中医习称"长夏"，湿气较重，"善病洞泻寒中"，为腹泻、痢疾等各种肠道疾病的多发时段。

由于夏季肠道疾病较多，应少食高蛋白、高脂肪类产热量高的食物。在膳食上应以粮米等为主，节制食用生冷及粗纤维类食物，适当注意食物色、香、味的调配，故第一章叙述粮食类。

西瓜为一味解暑良药，鲜果上市，亦有较好的解暑作用，且可减少水电解质的流失，故第二章为瓜果类。

炎暑盛夏，热气蒸发，体液随汗液大量外泄，必须适时补充丢失的水分，调节水电解质平衡，故第三章分述饮品类。

气温升高、食物腐败是消化道疾病的主因，大蒜是一味天生的抗菌药物，醋是大肠杆菌的天敌，盐、糖等均有一定的杀菌作用。

醋泡菜、盐腌咸菜均是通过增加盐、糖成分改变渗透压，避免病原微生物繁殖的极好方法，泡菜、咸菜、酱菜是我国南方的常食菜。故本书第四章为调味品类。

本书面世，如馈赠保健良药，能得个中三味，则可平稳度夏矣！

前　言

孔子曰："五十而知天命，六十而耳顺"。《饮食精粹》（4 卷）自 2001 年出版至今已过了十几个年头，本人也已届"耳顺"之年，"名"和"利"淡了，想得更多的是传授养生之道了。

"医不自治"似乎成了人们的一种共识，但本人却常违背这种共识，自己的身体状况自己最了解，坚持自治，自治的主要方法是食疗。2001 年 8 月因本人过于紧张和劳累，导致胃部疼痛、泛酸，同事们发现我痛苦的表情纷纷劝我做胃镜检查，以根据检查结果服药。这一善意的劝说我并未接受，针对病因我立即改掉了不良的作息及不按时吃晚餐的习惯，每天至少吃一顿豆腐，慢慢地各种症状均消失了。食豆腐能调节胃中酸碱度，还能保护胃黏膜，对治疗轻度胃炎或溃疡效果非常明显。

2012 年 6 月，我因为晚餐饮酒、多食，发生了严重的腹痛，前两次发作因疼痛逐渐缓解，并未引起我的注意。第三次腹痛于凌晨 3 点发作，疼痛剧烈，只能抱腹蜷曲，检查显示转氨酶水平升高到 600U/L 以上。北京安定医院诊断为胆总管结石，北京协和医院 B 超进一步确诊，便马上到北京友谊医院准备住院接受胃镜括约肌切开术取石治疗。但由于医院 1 周内无床位，本人考虑大便色黄，胆管并未完全阻滞，我开始食用苹果、植物油与硫酸镁治疗。1 周后北京协和医院 B 超复查，显示结石已排出；到北京友谊医院复查，其检查结果相同。医生非常吃惊，此时的我已无需住院。

如果身上长了疮，除了食用绿豆、绿豆芽、绿叶蔬菜外，加用食盐与醋、蒜混合外敷，效果也非常明显。2015 年 4 月，我两侧上牙牙龈肿胀疼痛，坐卧不安，便找两块小纱布包起一点食盐塞于牙龈外侧，不时吐出口中的咸唾液，半小时后肿胀感缓解，取出盐包切大蒜片放于肿痛处。第二天肿痛感明显减轻，又用上法一次后，症状基本消失。

最烦恼的是在6年前我患了高血压，用西药控制很不理想，每天要服氨氯地平（络活喜）、缬沙坦（代文）各1片，有时还要加服利尿剂等药。由于深知高血压的危害及长期服用西药对肝肾功能的不利影响，开始尝试用多种方法治疗。因高血压是老年常见病，单用任一疗法均不明显。一是中药补肾：高血压50岁左右发病者，大都与更年期有一定关系，肾虚者所占比例较高，补肾为首要治疗原则。二是调整情绪：俗言"慢性子不会患高血压"，可见情绪波动对高血压的影响很大，着急动气时通过避让或做其他有兴趣的事情排解。三是饮食调养：早上起床先饮一杯水，每日坚持吃素，至少两餐食用新鲜蔬菜，伴发痔疮时多食用绿豆芽、芹菜粗纤维蔬菜；早晚各吃一个水果，苹果食用最多；早餐喝面糊，由大豆、黑豆、黑芝麻、绿豆、荞麦、赤小豆、核桃、薏米、小麦等多种成分组成，一般取用前几种磨粉。四是坚持锻炼，1周至少利用生活区的公共体育设施锻炼3次，每次不少于1小时，微汗出为度。平时注意多走路，根据不同场合练习八段锦的一节或全部。五是不定时服用三七粉，因三七粉改善血液循环作用较好。1个月后氨氯地平（络活喜）、缬沙坦（代文）单用1片即可控血压，一个半月后氨氯地平减成半片量，2个月后半片也不再服用。虽然有时还需服药，但药量已明显减少。

与自身的疾病做斗争，乐在其中，欢乐不能独享，当示之于众，让更多的人融入最简便的食疗方法解除自身病痛的快乐之中。

笔者在《食疗本草白话评析》中说"治病的最高境界是食疗，养生的精髓是食养"。有朋友读后说，"心养"也同样重要。我曾送一个朋友两句话："吃身体需要的食物，不吃自己想吃的食物。

说别人爱听的话，不说自己想说的话"。前者是食养，后者是心养。世界食疗学的鼻祖孟诜虽提倡食疗食养，也主张心养，他的格言之一是"善言不离口"。如果能注意平时食养，有病时食疗，并保持良好的心态，必然能提高生活质量，健康而少病。

《饮食精粹》再版时，考虑到每种食物皆有寒、热、温、凉之性，明食性才可准确应用，中医很早就对食性及食疗有详细论述，故笔者在每品中补充中医认识部分。根据现代科学的发展，对书中部分内容进行修改更新，每种食物均加实物图示以辅助说明，以新面貌展示于读者，故更名为新编。愿读此书者都能学以致用，实现健康长寿的良好愿望。

董泽宏

2018 年 5 月于北京

目 录

第一章　粮食类

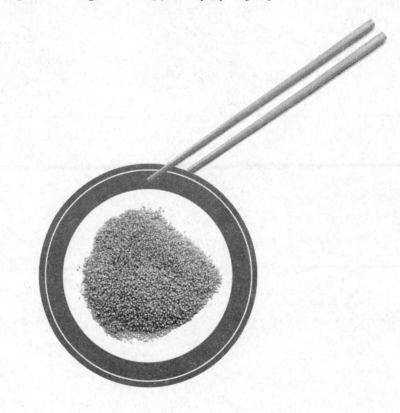

第一节　谷　　类

大米、大麦、小麦、小米、玉米及高粱等统称为谷类食物。由于品种、气候、土壤、肥料和加工方法不同，其营养成分也有较大的差别。

1. 糖　谷类中的糖，主要是淀粉，含量为70%～80%，此外还有少量的纤维素、半纤维素和可溶性糖。淀粉可分为直链和支链两种，不同品种的谷物，两种淀粉的含量不同。直链淀粉易溶于水，可以被β-淀粉酶完全水解，变成麦芽糖，支链淀粉只有54%能被β-淀粉酶水解，因而不易被消化。

2. 蛋白质　谷类中的蛋白质含量只有8%～12%，由于谷粒外层蛋白质含量较多，因此，精加工的谷物，蛋白质损失较大，而且所含的必需氨基酸不够完全，赖氨酸、苯丙氨酸和蛋氨酸偏低，谷类蛋白质的营养价值也低于一般动物性食品。为了提高谷类蛋白质的生理价值，可利用蛋白质的互补作用，将谷类与豆类混合食用、多种谷物混合食用或谷类与动物性食物混合食用。

3. 脂肪　谷类脂肪含量多在2%以下。玉米含量为4%。荞麦高达7%。其中除中性脂肪外，还有少量植物固醇和卵磷脂。

4. 矿物质　谷类的矿物质含量为1.5%～3%，主要是磷和钙，这些矿物质大部分不容易被机体吸收利用。不同谷物品种，铁的含量不等，一般每100克谷物中含1～5毫克。

5. 维生素　谷类是B族维生素的重要来源，以硫胺素（维生素B_1）、核黄素（维生素B_2）和烟酸（维生素B_3）含量较高，这些维生素大部分集中在胚芽和谷皮里，因此精白米、精白面中的维生素损失较多，只保留原来的10%～30%。

小　麦

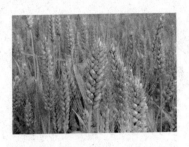

小麦是我国主要粮食之一，主产于我国北方各省。主要含淀粉、蛋白质、糖类、淀粉酶、蛋白分解酶、脂肪和 B 族维生素等营养成分。

小麦性平味甘，因地域不同，食性各异。北方产小麦，皮薄出粉率高，性温，食之不燥；南方产小麦，皮厚出粉率低，性热，食之容易上火。新麦性热，陈麦性平。

小麦入心经，有止汗液、养心安神的功效。适用于虚热多汗、盗汗、口干舌燥、心烦失眠等病患者食用。中医方剂有"甘麦大枣汤"，用于治疗脏燥、精神恍惚、烦躁不安等。供药多用未成熟的嫩麦，入水中淘麦时漂浮于水面，俗称为"麦鱼"，常称为"浮小麦"。浮小麦味甘性凉，入心经，含有大量的 B 族维生素和蛋白质，有镇静、止盗汗、虚汗、生津液、养心气等功效。适用于治疗虚热多汗、盗汗、口干舌燥、心烦失眠等症。《药物图考》载小麦含有生活素，有和缓神经的功效；能除热、去烦、润脏腑、安神经。小麦皮中含有大量的维生素 B_1，可治疗脚气病、末梢神经炎；治疗疾病时，如无浮小麦，可用小麦麸代替，功效略同，但小麦麸疗效稍差，应加大使用量。

小麦面也有良好的治病功效。有科学研究证明，烤焦的馍在显微镜下观察，馍的焦末上面有很多孔隙，这些小孔隙能吸收水分和气体，还能吸附细菌。所以，当这些馍的焦末进入肠道，就会像吸尘器一样，把肠管里多余的气体、水分、细菌、毒素吸收和吸附。由于肠道得以清洁，刺激因素消除，因而肠道的功能加强，达到治疗肠道病的作用。故民间常用烤焦的馍治疗腹泻、胃酸过多等症。

蛋白质是小麦最主要的成分之一，蛋白质经酶解可得到小分子的肽和氨基酸，这一类分子中都含有亲水基团，可以吸收水分及锁住皮肤角质层水分，具有非常好的保湿功效。故有时在制作美容面膜时常将面粉作为赋形剂。

小麦的面筋，还可用于制造味精。淀粉可作药物的赋形剂。

一、食疗

1. 盗汗、虚汗

（1）浮小麦30克，茯苓、麦冬各10克，水煎服，每日早晚各1次。

（2）浮小麦、大枣各30克，水煎，每晚临睡前煎服1次。

（3）浮小麦、糯稻根各15克，大枣10枚，水煎服，每日1剂，连服5～7日。

（4）浮小麦、糯稻根各30克，青桃干9克，水煎服。每日早晚各1次。

（5）浮小麦、黑豆衣各30克，水煎服。

（6）浮小麦30克，五味子10克，水煎服，每晚早服各1次；小麦60克，炒熟，泡水饮用，3～5次可见效。

（7）浮小麦30克，黑大枣7个，莲子10粒，水煎服，连服3天。

2. 眩晕　浮小麦、黑豆各30克，水煎服，每日早晚各1次。

3. 失眠

（1）麦仁（小麦去皮）60克，大枣15枚，甘草15克。水3碗（1500毫升）煎至1碗（500毫升），睡前1次服完。

（2）浮小麦50克，大枣6枚，甘草10克，夜交藤30克，水煎服。适宜于易怒、感情失控者。

（3）浮小麦90克，大枣15～20枚，甘草15克，水煎服。每日晚服 1 次。

（4）糯米 50 克，麦片 60 克，煮粥后加糖食用。适用于心神不宁睡不香者。

（5）小麦 100 克，猪心 1 只，将猪心洗净，和小麦一同加水炖熟后，去小麦，猪心切片蘸盐食用。5 天为 1 个疗程。

4. 肺结核、气管炎　小麦仁 60 克，羊肉 500 克，生姜 9 克，熬成稀粥，早晚分食，连服 1 个月。

5. 水肿、腹水

（1）小麦芽 6 克，用瓦焙黄，水煎成浓汁服用，每日早晚各 1 次，有利小便、消水肿的作用。

（2）小麦麸（炒黄）加红糖适量，拌匀，大枣汤冲服。每次 60 克，每日早晚各 1 次。

6. 肾虚腰痛　羊肾 1 对，去筋膜切碎，调味品适量，与猪肾和匀调味，用面粉适量，包馄饨，煮熟食用。

7. 营养不良、贫血及病后或产后体虚　白面适量和匀切细，羊肉、羊肚、羊肺、羊肠各适量煮熟切细，鸡蛋 2 个煎做饼切丝。生姜少许切末，韭黄 50 克，蘑菇 50 克，切末，与面同煮熟，清汁下胡椒、盐、醋少许调和，拌面食。

8. 慢性脑膜炎　小麦麸 100 克，瘦猪肉 250 克，糯米粉适量，前两味加葱、盐等佐料拌成馅，用米粉包成包子，蒸熟后食用。每次 60 克，每日早晚各 1 次。

9. 腹泻

（1）小麦面馒头烤焦，每次吃半个，一日 3 次。

（2）小麦面（炒黑）、粟米糠各 30 克（炒黄）。混匀，用红糖水冲服。每日 3 次服用。

10. 痔疮出血　小麦粉适量，白芨粉 3 克，加水相拌蒸熟食用。

11. 疮疡疖肿

（1）小麦面、白酒适量。将面粉用白酒调为稠糊状，外敷患处，干后即换。

（2）取小麦（越陈越好）1000克，水1500毫升，浸泡2天，捣烂，滤取沉淀物，晒干，放锅内用小火炒焦成块状，研细末备用。用时加醋调成糊状外敷患处，每日2次。

12. 烫伤　小麦淀粉、滑石粉各适量，用香油调和涂患处，有消炎、止痛、祛湿的作用。

13. 坐骨神经痛　小麦60克，茅根、甘草各30克。水煎服，每日1剂，连续服用3个月。

14. 胃酸过多　白面馍1个，烧存性。研末，每服15克。每日早晚各1次。

15. 脾虚食少　牛肉、麦仁（小麦去皮）适量，煮粥食。

16. 回乳　小麦麸60克，红糖30克。将麸子炒黄，再入红糖，混匀，再炒一下放碗内，一日数次食之，2日食完。

17. 产后盗汗

（1）牡蛎粉、麦麸（炒黄）各等份，鲜羊肉适量。将牡蛎粉、麦麸拌匀，每服5克，每日3次以羊肉汤送下。

（2）麦麸100克，炒黄，瘦猪肉末250克，加调料少许，做肉馅食用。

18. 小儿口腔炎　小麦面炒灰2份，冰片1份。混合研细，装瓶备用。用时将药粉吹在患处，每天2～3次。

二、禁忌

1. 不宜食用过于精细的面粉。小麦粒由麦皮、糊粉层、胚层和胚四部分组成，各部分营养成分分布不匀，麦粒层的表皮、糊粉层和胚中含有丰富的蛋白质、脂肪、维生素及多种矿物质，在麦粒的内部胚乳部分，主要成分是淀粉，其他营养成分甚少，尤其维生素

E 含量更少。加工时外层富含营养的成分往往被破坏掉，加工越细，损失越多。精粉主要含有胚乳层的成分，长期食用精粉会导致食欲减退、四肢无力、皮肤干燥、脚气病等营养缺乏性疾病。

2. 不宜食用发霉的小麦面粉。小麦遇阴雨天，遭受赤霉菌的感染，易发赤霉病，赤霉病菌产生的毒素较强，而这种赤霉病毒通过加热及其他加工方法均无法破坏，人们食用6%的发霉小麦就会发生急性中毒，出现头昏、腹胀、呕吐等中毒症状。

3. 糖尿病患者不宜过量食用。小麦含有大量的双糖，食用后可使体内的血糖升高，加重糖尿病的病情。

4. 不宜做泡饭食用。馒头泡食会使还未经咀嚼就形成的食糜团进入胃中，不利于食物的消化；同时，泡饭的汤水冲淡了胃液，影响食物的消化吸收。

5. 制作面食时不宜放碱过多或吃面条及水饺时弃汤不饮。制作面食时放碱过多或吃面条、水饺时弃汤不饮，令损失维生素和无机盐，造成营养成分的浪费。

6. 不宜多食油炸食品及油条。油炸食品所用的油，由于在油锅中煎熬时间较久，温度较高极易生成多种形式的有毒聚合物，这些聚合物对人体有一定的损害。炸油条时所加的明矾，食用时同时也摄入大量的铝，可致人早衰，铝在脑中蓄积可引起脑神经的退化智力减退痴呆，还可导致胃肠道的疾病。

7. 不宜食用煤炉火烤的食物。煤中含有煤焦油、酚类等多种化学物质，其中的 3,4-苯并芘是一种很强的致癌物。如果食品放在煤火上烘烤，食品受到烟熏，烟中的有害物吸附在食品上，常食此类食物，容易患癌症。

8. 不宜食用长期存放的方便面。方便面为油炸后采用塑料包装的食品，经长时间存放，油脂会发生化学反应，分解出游离脂肪酸，使方便面产生哈喇味，而且改变其营养成分，并产生对人体有害的物质，故不宜食用。

大 麦

大麦又名稞麦、赤膊麦、饭麦、牟麦。主要产地为长江以北各省，是夏收的作物之一，既可磨粉食用，又可做牲畜家禽饲料。

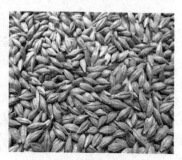

大麦成分与小麦十分相似，但纤维成分比小麦多，故没有小麦食用口感好。大麦主要含有碳水化合物、蛋白质、脂肪、钙、磷、铁、硫胺素、核黄素、烟酸等营养成分。大麦芽为大麦的加工品，成分有所改变，除脂肪和矿物质比大麦少外，其他成分如维生素A、B族维生素、维生素E和淀粉酶、麦芽糖、葡萄糖、转化糖酶、卵磷脂、蛋白质分解酶、脂化酶均高于大麦。

大麦性味甘、咸、凉，归脾、胃经。关于大麦的营养和药用，《名医别录》中记载："大麦味咸温、微寒无毒，主消渴除热"。《调燮类编》认为"大麦性平凉，助胃气，为面胜小麦，而无燥热。今人喜小麦，而讳言大麦，岂知卫生哉"。《本草拾遗》中记载大麦能"调止中泄，令人肥健"，功效为益气和胃，宽肠利水，适用于食滞腹胀、泄泻、小便淋痛、水肿、烫伤者食用。

现在多将大麦加工成大麦芽制作成药品。因大麦芽中含有"消化酵素"和维生素等，有营养益胃的作用，不但适用于小儿、老人病后胃弱引起的食欲不振，而且可用于治疗因缺乏B族维生素引起的脚气病，麦芽主要作用为利胃健脾、助消化、疏肝气，回乳。《本草纲目》认为麦芽能"消化一切米面果食积"。《医宗金鉴》中有"麦芽煎"一方的记载，用于回乳。临床常用于消化不良、食积、胃满腹胀及因乳汁郁积引起的乳房胀痛等症。用大麦芽回乳，必须注意，用量过小或萌芽过短，均可影响疗效。未长出芽的大麦，服后不但无回乳的功效，反而可增加乳汁。炮制时应注意，越嫩越鲜的麦芽含酶量越高，微炒对酶无影响，炒太焦则可降低酶的活力。大麦芽既能消食化滞，又能回乳舒肝，对肝气郁滞而兼食积不化者尤为适宜。小儿乳积不化之吐乳，也可单用本品煎服。妇女在哺乳期内禁用大麦芽，会导致乳汁分泌减少或乳汁不出。

一、食疗

1. 小儿消化不良　大麦芽 60 克，鸡内金 30 克，山楂 30 克。三药炒后研为细末。1 岁左右，每服 2～3 克，日服 3 次。年龄大者酌情增量。

2. 突发小便淋痛　大麦 30 克，水煎后加入生姜汁、蜜汁少许，饭前服用。

3. 麦芒入目　煮大麦汁洗眼。

4. 肝炎　大麦芽、茵陈各 30 克，橘皮 15 克，水煎服，每日早晚各 1 次。适用于兼胸闷肋痛、食欲不振者。

5. 肾炎水肿　麦芽 100 克，赤小豆 60 克，枸杞子 50 克。煮成稀粥，日食 2 次。

6. 回乳　大麦芽 150 克，水煎服，每日早晚各 1 次；大麦芽、炒麦芽各 60 克，水煎服，连服 3 日；炒麦芽 150 克，煎成浓汁 1 大碗，一日 3 次服。

7. 阴茎生疮　大麦焙干研末加黄酒少许调和外敷。

8. 乳滞肿胀　炒大麦芽 60 克，水煎服。

9. 烫伤　大麦炒黑，研末，用香油调匀后搽患处。

10. 水肿　大麦芒 120 克，猪肚 1 个，红糖 50 克，将猪肚洗净，大麦芒用纱布包扎紧，连同红糖共放入砂锅内，加水煎汤，去渣喝汤食猪肚。每日 2 次。

二、禁忌

1. 脾虚腹胀者不宜食用。大麦益气作用远较和胃的功能弱，胃气不和消化不良腹胀者适宜食用，脾虚腹胀者应健脾以养胃，食用本品反而导致腹胀更为加重。

2. 糖尿病患者不宜过量食用。大麦含有较丰富的碳水化合物，每100克含66.3克，食用后血糖升高较快，加重糖尿病患者的病情。

3. 肠虚滑泻者不宜食用。大麦甘凉，和胃宽肠所治泄泻为火热或消化不良所导致，肠虚滑泻者应温补固涩，不应食用本品，食之则肠虚滑泻病情更为加重。

4. 脾肾阳虚水肿者不宜食用。大麦清热利水，适用于热邪所致的小便不利或湿热蕴结所致水肿，脾肾阳虚水肿治当温补脾肾，助阳利水，不宜食用本品。

5. 不宜久食炒熟之大麦。大麦炒熟后性质温热，健脾开胃功效明显，但久食则容易助热化火，素有内热者更不适宜。

荞　麦

荞麦又名乌麦、甜荞、荞子、花荞。荞麦主要含糖、脂肪、蛋白质、矿物质和多种维生素等营养成分，其所含的蛋白质不低于大米和小麦，其中赖氨酸和精氨酸含量都超过了米、面，这是两种人体不可缺少的必需氨基酸。

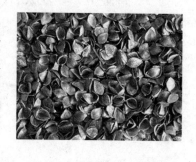

荞麦含有脂肪2%～3%，其中包括对人体有益的油酸和较多的亚油酸。这两种脂肪酸在人体内起着降低血脂的作用，而且也是一种重要激素——前列腺素的重要组成部分。荞麦面中B族维生素和烟酸含量明显高于白面。

荞麦面中还含有其他粮食中少有的芦丁成分。烟酸和芦丁具有降低血脂和胆固醇以及保护血管的重要作用，是治疗心血管病的良药。

荞麦面中还含有较多的矿物质，特别是磷、铁和镁，这些物质对维持人体心血管系统和造血系统的正常生理功能具有重要意义。

荞麦性味甘凉，入脾胃经，具有开胃宽肠、下气消积、清热解毒的功效，适用于肠炎痢疾、积滞腹胀、尿浊、女子白带增多者。

一、食疗

1. 小儿麻疹合并肺炎　荞麦面100克，鸡蛋清1个，鸡蛋清和荞麦面揉成面团，再加香油少许在患儿周身揉擦，每次30分钟，每日3次。

2. 骨质增生　荞麦制成熟食随意吃。

3. 赤白带下　荞麦面适量，鸡蛋清1个，调和为丸如梧桐子大，每服40丸，白水送服。

4. 小儿丹毒　荞麦面适量加香油、冰片少许外敷。

5. 疮疡肿毒　荞麦面适量加香油外敷。

6. 跌打损伤　荞麦叶捣烂外敷。

7. 高血压　荞麦秧、叶适量煎水服，每日早晚各1次。或鲜荞麦叶粉碎加入荞麦面粉、生葱少许调和做成饼食用。因荞麦秧、叶中含有较多的芦丁，做成食品或煮水长期服用，还可预防高血压引起的脑出血。

8. 眼底出血　木耳、芹菜适量加调料凉拌，与荞麦面饼一起食用。

二、禁忌

1. 肿瘤患者不宜食用。实验研究表明，荞麦中所含的芦丁及烟酸等成分，有促进肿瘤的扩散和生长的作用。

2. 对荞麦饮食过敏者不宜食用。荞麦含有的蛋白质和其他致敏物质，可以引起或加重过敏者的变态反应（过敏反应）。

3. 不宜和猪肉、白矾同时食用。《食鉴本草》说："同猪肉同食，落眉发，同白矾食杀人。"

4. 糖尿病患者不宜过量食用。荞麦是糖尿病患者的适宜食品之一，但每100克荞麦中含有73.4克碳水化合物，糖尿病患者可少量将其配入豆制品中食用，不可单味饱食，饱食荞麦有升高血糖的作用。

5. 不宜多食。荞麦虽然营养丰富，然多食亦不适宜。《千金·食治》："荞麦食之难消，动大热风"。《本草图经》说："荞麦不宜多食，亦能动风气，令人昏眩"。

6. 脾胃虚寒者不宜食用，本品寒凉损伤脾阳，故不宜多食，脾胃虚寒者尤当注意。《本草纲目》说："若脾胃虚寒人食之，则大脱元气而落须眉，非所宜矣"。《本草求真》说："若使脾胃虚弱，不堪服食，食则令人头晕"。

燕 麦

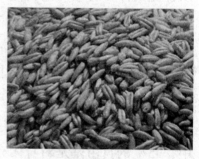

燕麦又名野麦、雀麦、野麦子、澳麦，为禾本科植物，燕麦不易脱皮，所以被称为皮燕麦。裸燕麦含蛋白质达15.6%，脂肪8.5%，还含有磷、铁、钙等微量元素。燕麦中水溶性膳食纤维分别是小麦和玉米的4.6倍和7.6倍。美国 *Time* 评选的"全球十大健康食物"中燕麦位列第五，是唯一上榜的谷类。

一、主要作用

（一）防治糖尿病

燕麦中含有丰富的B族维生素、烟酸、叶酸、泛酸等，这些成分均对糖尿病有辅助治疗作用，燕麦粉中还含有谷类粮食中普遍缺少的人参皂苷样成分，此种成分可提高消化系统的消化吸收功能，也可辅助治疗糖尿病。燕麦中蛋白质的氨基酸组成比较全面，人体必需的 8 种氨基酸含量的均居首位，尤其是含赖氨酸高达 0.69 克，可补充糖尿病患者必要的营养。故燕麦是糖尿病较好的辅助治疗食物。

据报道，全世界首次采用一种燕麦干预糖尿病，已取得丰硕成果。北京大学医学部专家组 2011 年在内蒙古包头市开展了一项全胚芽裸燕麦米调理干预 2 型糖尿病患者的科研活动，结果来自全国 15 个省市的 404 位糖尿病患者，有 96.5% 餐前餐后血糖、糖化血红蛋白、脂肪肝以及胰岛细胞的修复等身体各项指标均得以改善。

（二）延缓衰老

燕麦中含有燕麦蛋白、燕麦肽、燕麦 β 葡聚糖、燕麦油等成分，具有抗氧化、增加肌肤活性、延缓肌肤衰老的作用。燕麦米煮粥富含镁和维生素 B_1，也含有磷、钾、铁、泛酸、铜和纤维素，可以补充人体多种必需的营养成分，并能降低胆固醇，对老人血脂过高，动脉粥样硬化等有较好的预防和辅助治疗作用，所含皂苷成分可提高多个组织的活力，故常食燕麦有较好的防病延缓衰老作用。

燕麦含有丰富的维生素 E，每 100 克燕麦粉中维生素 E 高达 15 毫克。维生素 E 可有效对抗自由基，抑制过氧化脂质生成，祛除皮肤黄褐斑。人体在新陈代谢过程中，形成了各种各样的自由基。其中，95% 的自由基是对身体有害的氧自由基。它们攻击细胞，产生氧化作用，降低细胞功能，使人体细胞活力下降，脸部出现皱纹、色斑等衰老现象，降低人体抵抗能力导致疾病发生。而天然维生素 E 是自由基最直接的捕获者，在自由基攻击细胞之前，维生素 E 先与自由基发生反应，将自由基中和，消除自由基对人体细胞的侵蚀作用。酯化形式的维生素 E 还能消除由紫外线、空气污染等外界因素诱生的过多的氧自由基，起到延缓光老化、预防晒伤和抑制日晒红斑生成等作用。人体细胞繁殖和分裂 50 次后便死亡，而用维生素 E 处理过的细胞，可分裂 120 次以上，将细胞的寿命延长 2～4 倍，也就是说，维生素 E 能够将衰老放慢 2～4 倍。

（三）防治便秘和肠癌

燕麦中含有丰富的纤维素。纤维素是植物细胞壁的主要结构成分，通常与半纤维素、果胶和木质素结合在一起，是自然界中分布最广、含量最多的多糖，占植物界碳含量的50%以上。食物纤维素是一种不被消化吸收的物质，过去认为是"废物"，现在人们才普遍认识到它在保障人类健康、延长生命方面有着重要作用。因此，人们称它为第七种营养素。

纤维素结合方式和程度对植物源食品的质地影响很大，燕麦是三者结合较好的食物之一。纤维素可吸附大量水分脂肪粒，增加粪便量，使粪便松软容易排出，还可促进肠蠕动，加快粪便的排泄，防治各种原因导致的便秘。在促进排便的同时使致癌物质在肠道内的停留时间缩短，对肠道的不良刺激明显减少，从而可以达到预防肠癌发生的作用。燕麦片制成燕麦稀粥具有较好的作用。

（四）美容

燕麦具有很高的美容价值，人们很早就已经开始利用燕麦治疗皮肤干燥和瘙痒。燕麦所含的 β-葡聚糖是一种线性无分支黏多糖，含有大量的亲水基团，可以吸收水分或锁住皮肤角质层的水分，具有非常好的保湿功效，可以促进成纤维细胞合成胶原蛋白。燕麦 β-葡聚糖特有的理化特性，能赋予皮肤光滑如丝绸般的质感，给人愉悦、舒适和高雅的感觉。β-葡聚糖还能促进伤口愈合，具有良好的皮肤修复功能。故燕麦粉单用即有美容作用，配入其他成分也是较好的美容赋形剂。

燕麦提取物中含有大量能够抑制酪氨酸酶活性的生物活性成分，同时含有大量的抗氧化成分，这些物质可以有效地抑制黑色素形成过程中氧化还原反应的进行，减少黑色素的形成，淡化色斑。

研究还发现，大分子量的燕麦蛋白可以在较低浓度下形成一层膜，起到隔离小分子物质的作用，可快速传递活性成分或定时释放，改善发质和干涩皮肤。燕麦中所含的蛋白质、多肽和氨基酸是组织和细胞生长发育必需的营养物资，在化妆品中添加这些物质，可以滋润肌肤、营养细胞、促进皮肤组织健康的生长发育。这进一步说明燕麦粉是较好的美容赋形剂或添加剂。

（五）其他作用

燕麦是低脂肪食物，且含有丰富纤维素，可吸附脂肪，是脂肪性肥胖患者理想的食物，还有治疗脂肪肝的作用。冲服燕麦片有助于改变血管的脆性，可改善血液循环，作为赋形剂外用还能促进伤口愈合。

燕麦富含膳食纤维，胆固醇和胆酸的排出与膳食纤维有着极为密切的关系，血清胆固醇含量升高会导致冠心病。膳食纤维可与体内的胆酸结合，而使胆酸迅速排出体外，同时膳食纤维与胆酸结合的结果，会促使胆固醇向胆酸转化，降低胆固醇。

中医学认为燕麦性味甘、平，具有宽中和胃、滑肠催产的作用，适用于食欲不振、大便不调的患者食用。

二、食疗

1. 气虚自汗

（1）燕麦全草适量，炖猪肉食用。

（2）燕麦60克，瘦猪肉100克，炖食。

2. 吐血　燕麦和燕麦子、全草适量，黑木耳30克，白芨10克，猪肉、猪血各100克，加调味品炖食用。

3. 妇人崩漏　燕麦全草适量，黑木耳30克，鸡血100克，加白酒炖食。

4. 痔疮便血　燕麦和燕麦子、全草适量，黑木耳30克，海带30克，加猪血、调料适量，水煮后弃草食菜饮汤。

三、禁忌

1. 肠炎、腹泻者不宜食用。燕麦滑泻通肠，便秘腹胀者适宜食用，肠炎、腹泻者食用将会加重病情。

2. 妊娠有先兆流产者不宜食用。燕麦滑利下趋，有明显的催产作用，妊娠有先兆流产者食用，容易导致流产。

3. 燕麦营养丰富，但不容易消化，所以，食用燕麦食品要掌握"少量、经常"的原则，每天食用量以 40 克为宜，小孩或者老人还应更少，否则有可能造成胃痉挛或者腹部胀气。老人或者小孩不要在晚餐时大量食用燕麦食品，即使食用也应该选择燕麦粥，或用燕麦粉与土豆粉做成土豆燕麦饼，然后油炸、焙烤或煮食都是不错的选择，风味和口感都很好。

4. 糖尿病患者不宜过量食用。燕麦食用后可明显升高血糖，加重糖尿病患者的病情。

莜 麦

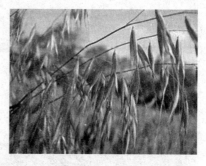

莜麦又名油麦、青稞麦、玉麦、铃铛麦，为禾本科、燕麦属植物，学名为"裸粒类型燕麦"或"裸燕麦"，莜麦原产中国。

莜麦属高蛋白、低糖食物，是糖尿病患者的极好食品。莜麦所含脂肪中较多的亚油酸可降低胆固醇在心血管中的积累，具降血脂作用，经常食用对动脉粥样硬化性冠心病、高血压有一定的治疗作用。据临床研究报道，高血脂患者连续 3 个月以上，每日进食 100 克莜麦后，实验检查可见，胆固醇、β 脂蛋白、三酰甘油及体重都明显降低，对于因肝、肾病变，糖尿病等引起的继发性高脂血症也同样有明显疗效。

莜麦面中含有丰富的维生素 B_1、维生素 B_2、维生素 E、叶酸等成分，是缺少维生素如口腔溃疡患者的辅助治疗食物。莜麦含有较多的钙、磷、铁、锌、锰、钾等微量元素，有预防骨质疏松、促进伤口愈合、防止贫血的作用。

莜麦脂肪含量较低，属低热食品，食后容易引起饱腹感，长期食用具有减肥功效。

中医认为，莜麦性味甘、寒，具有除湿利水、止泻的作用，适用于湿热水肿、尿少、腹泻者食用。莜面具有医药保健作用，多用于产妇催乳、婴儿发育不良以及老年体弱症的治疗。

一、食疗

小儿丹毒：莜麦面适量加醋少许，调匀后涂患处。

二、禁忌

1. 慢性胃炎者不宜食用。莜麦甘寒伤胃，食后可降低消化系统的功能，加重消化系统疾病。

2. 遗尿、遗精患者不宜食用，莜麦寒凉渗利下趋，通利小便，遗尿患者食用，必使病情加重。

粳　米

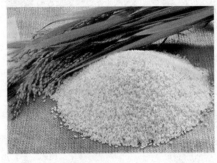

粳米，又名大米、硬米、杭米，是稻谷经收割、清理、碾米、整理等工序后制成的成品。粳米主要含有蛋白质，脂肪，碳水化合物，钙、磷、铁等元素，还含有少量的硫胺素、核黄素、烟酸和纤维素等成分。

粳米米粒中各种营养成分的分布各不相同，粳米的主要营养大多存在于米粒外层的胚芽和外膜里面。如果将米粒碾得较精白、较碎，那么大部分胚芽和外膜都流失到米糠里，米粒只留下含有淀粉的白心，营养成分会大部分流失，国家标准要求每 500 克糙米中应含维生素 B_1 为 1.20 毫克，而精米只含 0.65 毫克。碎米只含 0.44 毫克。所以，精白米的营养不如糙米。如果经常以精白米为主食，常会引起维生素 B_1 缺乏症导致的脚气病。严重的将会出现两腿发麻、发软和肿胀等现象，甚至不能正常生活。

中医认为粳米性味甘、平，具有健脾和胃、补中益气的功效，适宜于热病烦渴、泻痢腹痛、虚损劳伤者食用。李时珍说："惟十月晚稻气凉乃可入药。迟粳、晚粳得气多，故色白金者入肺而解热也。"陈仓米即陈久之粳米，用于止泻健胃、除烦止渴更佳。治病宜作粥食。发芽的稻谷入药叫谷芽，谷芽和大麦芽的功效相同，制作方法也一样。谷芽甘平无毒，《本草纲目》说谷芽"快脾开胃，下气和中，消食化积。"谷芽的消食和胃之功，其作用较大麦芽、山楂等为缓和，故能促进消化而不伤胃气。因谷芽中含有丰富的维生素 E，还可用于治疗脚气病。谷芽对淀粉的消化实验表明，生用比煎用好；微炒与生用效果相似，久炒则效果降低。

一、食疗

1. 食积、消化不良　炒谷芽、生山楂各 10 克，水煎服，一日2 次；稻谷芽、大麦芽各 30 克，水煎服。

2. 腹泻

（1）陈仓米磨粉炒焦，每服 3～6 克，每日服 3 次。

（2）大米 150 克炒焦，骨头（猪、羊均可）120 克烧炭，分别碾成细末，混匀，每次 3 克，一日 3 次。用于慢性腹泻。

3. 脚气病　生谷芽、生麦芽各 30 克，水煎，一日 3 次，连服有效。

4. 病后体虚　粳米、莲子适量，煮粥，每日早晚各食 1 次。用于治疗体虚患者食欲减退、消化不良。

5. 咳嗽

（1）粳米 150 克，猪油 250 毫升，蜂蜜 200 毫升，红糖 150 克，将猪油、蜂蜜、粳米、红糖共熬成膏，经常口服，每次一羹匙。用于肾阴虚、久咳难眠、多年不愈者。

（2）白芨、粳米各 15 克，猪肺 1 具，研成细末，把猪肺洗净煮烂，蘸药末服用。用于肺虚咳嗽、咯血。

6. 胃虚呃逆　麻雀 5 只，大米 100 克，将麻雀去毛及内脏，炒至微焦黄，加水适量煮粥，油、盐调味，每天 2 次食。

7. 脾虚食少

（1）大米 200 克，羊脊骨 500 克，高良姜 20 克，将高良姜及羊脊骨加水适量共熬取浓汁，去渣，加大米煮粥，入油、盐调味，空腹 1 次服完，每日或隔日 1 剂，连服 5 ~ 7 剂。

（2）大米 200 克，猪脾 1 具，猪胃 1 具。上二味洗净细切，加入大米，如常法煮粥，空腹食用。

8. 慢性胃炎　粳米稀饭，煮至极烂，每日食之。如加红枣数枚同煮更好。

9. 慢性脑膜炎　粳米 90 克，鲜枸杞子 60 克，煮粥食，每日 2 次食用。

10. 高血脂　粳米、陈皮各 15 克，薏米、荷叶各 10 克，先煮前 3 味，开锅后再煮 20 分钟即成，每日食用 1 次。

11. 慢性肝炎　粳米 120 克，猪肝（其他动物肝脏亦可）90 克，将猪肝洗净切片，加葱、姜、油、盐、味精适量调匀，入沸粳米粥中煮熟，每日早、晚空腹顿服，常服有效。

12. 肝硬化　牵牛子 6 克，粳米 50 克，生姜 2 片，先用粳米煮沸后放入牵牛子末和生姜，煮成粥。每日早晚空腹温热食服。

13. 胆道蛔虫症　粳米粉、蜂蜜各 30 克，加水拌成糊状，煮熟后吃下，待蛔虫从胆道中退出，疼痛缓解，再服驱虫药。

14. 黄疸型肝炎　紫茄子 1000 克，粳米 150 克，茄子洗净切块，同粳米共煮粥，连服数日。

15. 老人体虚便秘

（1）牛奶250毫升，粳米60克，白糖适量，将粳米加水适量，煮至粥稠，入牛奶放白糖调匀食用。

（2）粳米100克，肉苁蓉15克，羊肉50克。先将肉苁蓉与切碎的羊肉加水同煮，去渣取汁，入米煮粥，空腹食用。用于阳虚便秘。

16. 痔核肿痛　稻草适量烧灰，淋汁洗涤患部，每日2次。

17. 跌打损伤　稻草，烧灰淋汁，热黄酒等量和在一起，洗涤患部。有消肿、止痛、活血、化瘀之功。

18. 虚汗、多汗　稻根100克，红枣5枚，水煎服。

19. 烦热、口渴　石膏30克，知母10克，甘草6克，粳米20克，水煎服。

20. 丝虫病　稻根580克，水煎，每日3次服，连服7天。

21. 蛔虫　使君子6克，粳米60克，白糖1匙，同煮熬粥，食之即效。大蒜、粳米各适量，大蒜捣汁，粳米煮粥，相拌食下。

22. 小儿头疮　熬粟米粥或大米粥黏在锅盖上的米糊，取之抹在头疮上，效果良好。

23. 婴儿吐奶　炒焦粳米，水煎服汁。

24. 小儿咳嗽　鸭梨3个，粳米50克，鸭梨切片，加水煮粥，趁热食用。

25. 小儿消化不良　牵牛子6克，粳米50克，生姜2片，先用粳米煮粥，煮沸后放入牵牛子和生姜，煮成粥，每日早晚空腹时食用。

26. 肾虚遗尿　粳米100克，韭菜子25克，共煮成粥食下，每日1次。

27. 老人冬季瘙痒　莲子20克，粳米50克，煮粥食用。

28. 肾虚阳痿　大米100克，麻雀3~5只。去毛及内脏，切碎，炒熟，与大米煮粥，加盐和葱调味，空腹服食。

29. 气血两虚、健忘失眠

（1）大米 200 克，牛肉片 100 克，五香粉、盐各适量。按常法煮粥，每日 1 次。

（2）粳米 60 克，鲜猪肝 90 克，将鲜猪肝洗净切成薄片，与酒、姜、酱油、油、盐、味精等配料拌匀，渍 30 分钟，然后放入沸的粳米粥中煮熟服食，每日 1 次，连服 10 日。

30. 视物模糊　白米 100 克洗净，煮粥，临熟时加入羊肝 50 克（切碎），煮熟调匀服食。

31. 腹水　将大米、赤小豆、猪板油各适量放入瓢内蒸熟，食大米。每日食用 2 次，粳米年越久者越佳。

32. 便血　陈仓米 30 克、柿蒂 7 个，加水同煮熟，去柿蒂服食。

此外粳米加其他食物或药物制成的粥均有一定的治病作用，根据配伍食物和药物的不同，功效各有不同。如加薏米制成的薏米粥，可除湿热，利肠胃；加莲子制成的莲子粥，可健脾胃，止泄痢；加芡实制成的芡实粥，有固精气，明耳目作用；加茯苓制成的茯苓粥，有健脾胃，利湿气，粟子粥，补肾气，益腰膝作用；加绿豆制成的绿豆粥，可解热毒，止烦渴；加小豆制成的小豆粥，可利小便，消水肿；加玉米制成的玉米粥有补虚损，利小便作用。

二、禁忌

1. 不宜食用霉变或未蒸煮熟透的米饭。霉变的粳米或夹生的饭能够毒害胃肠，引起胃肠道炎性病变，出现腹痛、恶心、腹泻等症状。

2. 婴儿不宜用牛奶加米汤喂养。牛奶和米汤掺和喂养婴儿，可损失食物中的维生素 A，致维生素 A 缺乏，婴儿期摄取维生素 A 不足，可导致发育迟缓，体弱多病。

3. 不宜食用加工过细的粳米。粳米由皮层、糊粉层、胚乳层和胚层组成，皮层与糊粉层中含有纤维素、维生素和矿物质，营养成分远较胚乳层和胚层为多，加工过于精细，营养成分大量损耗，会使粳米的营养价值降低。

4. 食用前不宜多次淘洗粳米或食用煮捞弃汤的蒸饭。粳米食用前淘洗次数过多或用力搓洗及食用煮捞弃汤的蒸饭，均能导致谷皮与谷膜内的维生素及无机盐损失，使粳米的营养成分降低，久食则可发生营养缺乏疾病。

5. 煮食时不宜放碱。维生素 B_1 与维生素 C 在碱性环境中不稳定，容易被破坏，煮食时放碱，会使其中的维生素 C 及维生素 B_1 大量损失，故不宜放碱煮食。

6. 糖尿病患者不宜过量食用。粳米含有丰富的碳水化合物，每百克米中含有 75.5 克，多食可以升高血糖，加重糖尿病的病情。

7. 不宜做泡饭食用。咀嚼及舌的搅拌、唾液的掺和是消化的第一步。泡饭食用，第一步消化未完全发挥作用，泡饭的水又可冲淡胃液，使胃的消化功能减弱，食用过久可导致消化不良。

8. 服用四环素类药物时不宜食用铁质含量丰富的大米。

9. 不宜多食常食锅巴。蒸米饭时常会发生饭焦现象，焦饭中含有 3,4-苯并芘物质，3,4-苯并芘是多环芳烃类物质，能导致癌症形成，铝锅煮饭还会使饭中铝含量增加，过多摄入铝可影响人的智力，故不应多食常食，嗜食成癖，危害更大，小儿尤不宜多食。

10. 痰饮内盛者不宜食用。粳米煮食偏寒，能甘味健脾但功效较弱，多食能助湿生瘀，痰饮内盛者不宜食用，故《随息居饮食谱》说："患停饮者不宜啜粥"。

11. 胃热患者不宜食用炒米。《随息居饮食谱》说："炒米虽香，性燥动火，非中寒便泻者忌之"。故胃热患者不宜食用炒米，食后会资助胃热，使病情加重。

12. 不宜常食剩米饭。刚煮出的米饭，松软可口，放置后则口味大减，冷米饭加水再煮也煮不成黏稠的稀饭，这是大米中淀粉老化的结果，俗称还生。剩米饭营养降低，口感也差，故不宜常食。

糯 米

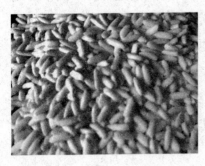

糯米又名元米，为禾本科植物稻（糯稻）的种仁。一般来说，南方称糯米，而北方称江米，是家常经常食用的粮食之一。糯米多用来制造黏性小吃，是粽子、八宝粥、各式甜品点心的主要原料，糯米也可酿造醪糟（甜米酒）。本草所载之稻米，即指糯米。

糯米有圆糯米和长糯米。长糯米即籼糯，米粒细长，颜色呈粉白、不透明状，黏性强；圆糯米属粳糯，形状圆短，白色不透明，口感甜腻，黏度稍逊于长糯米。长糯米生长在南方地区，因为气候原因，每年可以收获两季或三季。因为多季稻生长时间短，因此蒸出的米饭较软。圆糯米生长在北方地区，因气候较冷，所以只能单季收获。

糯米主要含有碳水化合物、蛋白质、脂肪、钙、铁、磷等矿物质及烟酸、硫胺素、核黄素等成分。

糯米性味甘、温，具有补中益气，降逆止泻的作用。《随息居饮食谱》谓："糯米温补肺气，充胃津，助痘浆，暖水脏"。适用于脾胃虚弱、体疲乏力、多汗及呕吐、泄泻者食用。

一、食疗

1. 疲劳脱力

（1）糯米 500 克，黄酒 1000 毫升，鸡蛋 2 个，同放碗中入蒸笼蒸熟，1 日分次吃完。

（2）猪肠 1 段，切碎，煮熟后与糯米煮粥，加猪油或鸡油 1 匙，酱油、盐、味精适量服食。

2. 脾胃虚寒、久泻少食

（1）糯米 500 克，淮山药 30 克，炒熟研末，每日早晨服半碗，加砂糖 2 匙，胡椒末少许，开水冲服。

（2）糯米、莲子、大枣、淮山药共煮粥，熟后加适量白糖食用。

3. 劳心吐血　糯米 15 克，莲子心 7 枚，共捣为细末，白酒送服，每服 3 克。

4. 噤口下痢　糯谷适量炒出白花去壳，姜汁拌湿再炒，研末。每服 1 匙，温开水送下。

5. 胃痛　以糯米、红枣各适量，煮粥食用。

6. 糖尿病口渴　爆糯米花、桑根白皮各 30 克，水煎服，每日 2 次。

7. 颈淋巴结核

（1）糯米 500 克，二丑 30～60 克，壁虎若干（1 岁婴儿用 1 个，成人用 20 个），糯米炒黄，在出锅尚烫时放入二丑、壁虎，冷却后同研成粉，每次 3 克煮粥吃，日服 2 次，病愈则马上停药。

（2）糯米 1 份，槐米 2 份，分别炒黄，共研末，每晨空腹开水冲服 10 克。

8. 急慢性肝炎　糯稻草根 30 克，石见穿 60 克，白糖 15 克，水煎温服。糯稻草水煎服，亦可预防和治疗传染性肝炎。

9. 体虚心慌　用糯米酒、鸡肉、红枣（去核）各适量，加几片生姜共蒸，全鸡肉熟烂，即可食用，对产后、病后体弱者尤有补益作用。

10. 丝虫病　糯稻根适量配红枣，或加槟榔，水煎服用。

11. 自汗不止

（1）糯米、小麦麸同炒为末，每服 10 克，每日 3 次。

（2）糯米 500 克，猪肚 1 个，将糯米放入猪肚，缝紧，放砂锅中煮，吃猪肚喝汤，糯米晒干研末，每次 30 克，空腹用米汤调服。

12. 肺结核咯血　糯米稻根 30 克，黑木耳 60 克，水煎服。每日早晚各 1 次服用。

13. 盗汗

（1）糯米稻根每天 30 ~ 60 克，水煎服。

（2）糯米水磨粉 250 克左右，调水适量，拌成饮料，再与牛肉馅包成汤团，煮熟食用。

14. 老年慢性支气管炎

（1）糯米 15 克，杏仁 10 克，甘草 10 克，水煎后滤汁，再溶入牛皮胶 15 克，每日早晚各 1 次服用。

（2）糯米适量，牛肺 150 ~ 200 克，文火煮牛肺及饭，饭熟后加入生姜汁少许拌匀，调味食。用于老人寒咳日久不愈慢性支气管炎。

15. 失眠　糯米 50 克，麦片 60 克，加糖适量，煮粥服用。

16. 老人尿频　糯米粉 100 克，瘦猪肉 100 克，黑大豆 60 克，同入锅煮食，每日早晚各 1 次服用。

17. 贫血

（1）糯米 60 克，牛奶 250 毫升，蜂蜜 45 毫升，糯米煮成粥，加入牛奶、蜂蜜，1 次服完。用于妇女失血性贫血。

（2）红糯米 100 克，鲜猪心 1 只，生姜、白酒适量。将猪心切去血管，并加入调料、生姜、白酒等拌匀，然后入煮沸的红糯米粥中煮熟，趁热服食，常服有效。用于缺铁性贫血。

18. 产后大小便不通　糯米粉 100 克，红糖 60 克，糯米炒黄为末，拌红糖吃下。

19. 风湿关节炎　薏米 30 克，糯米 100 克，熬成粥，每日食用，有辅助治疗作用。

20. 慢性脑膜炎　糯米粉适量，小麦麸 100 克，瘦猪肉 250 克，以小麦麸、瘦猪肉为馅，糯米粉包成包子，蒸熟后食用。

21. 低血压　莲子 15 克，红枣 10 个，党参 20 克，糯米 50 克，将上药先用凉水浸泡，待药泡胀后捞出，加入糯米入锅共煮。待糯米煮烂后，将药和粥一顿吃完。每日早晚各 1 次，连服半个月，可见疗效。病情较重者，可再服半月。

二、禁忌

1. 消化不良者不宜长期食用。糯米含有较多的糊精，黏性较强，膨胀性小，不容易消化，消化不良者长期食用，会加重病情。

2. 小儿不宜多食。糯米性温热，容易化热生火，且黏滞不容易消化，小儿多食可出现烦热，大便黏着干燥，甚至导致疳积疾病。李时珍说："糯性黏滞难化，小儿、病人最宜忌之。"

3. 服用糖皮质激素后不宜食用。糖皮质激素可抑制糖分解，促使糖异生，使机体内的血糖含量迅速升高，故服用激素后禁食含糖量高的食物，本品含糖量较高，食后可诱发糖尿病。

4. 糖尿病患者不宜过量食用。糯米每 100 克中含有 76.3 克的碳水化合物，少食尚无明显不良反应，多食后可导致血糖增高，加重糖尿病患者的病情。

5. 不宜食用自来水所煮的饭。自来水含有大量氯气，在煮饭过程中会破坏粮食中的维生素 B_1；若用烧开的水煮饭，氯气可随水气蒸发，则可避免维生素的损失。

6. 不宜常吃剩油炒饭。油炒饭为炒菜或炸食后所剩的油炒饭，炒菜后所剩的油，含有味精、食盐、酱油等成分，再加热时发生焦化，产生亚硝酸铵，此成分有致癌作用，炸食后所剩的油极易生成多种形式的有毒聚合物，这些物质摄入人体后可致肝脏损伤、肝功能改变、生长发育缓慢，甚至影响生育功能。

7. 大便秘结者不宜食用。大便秘结者应清热通便，不应温中补益，《别录》说本品："温中，令人多热，大便坚。"

8. 素有痰热风病者不宜食用。本品温热助热，易灼津生风，变生其他疾病，《本草纲目》说："脾肺虚寒者宜之，若素有痰热风病，及脾病不能转输，食之最能发病成积"。

9. 感冒初期患者不宜食用。感冒初期病邪正盛，治当攻邪祛病，不宜补宜助邪。本品温热补益，食用容易导致病邪化热入里，加重感冒疾病的病情。

附：籼米

籼米又名南米、机米，具有和脾止泻，温中养胃的作用，适应于脾胃虚弱、泄泻及虚损者食用。饮食禁忌基本同粳米和糯米。

附：醪糟

醪糟是由糯米经一定加工过程制成的食品，对肠胃有一定的刺激作用，有消化道溃疡的患者不宜多食。

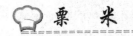

粟　米

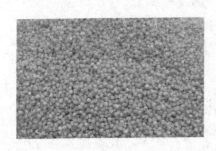

粟米又名白粱粟、粟谷、小米、硬粟、籼粟、寒粟、黄粟、稞子，由谷子碾磨脱粒后的籽粒。

粟米主要含淀粉、蛋白质、脂肪、磷、钙、铁、烟酸、核黄素、硫胺素、胡萝卜素等营养成分。

一、主要作用

（一）对心血管系统的作用

粟米是含钾量较高的食物，每百克含钾约284毫克。钾对维持心血管正常功能起着重要作用，钾可维持心肌功能，心肌细胞膜的电位变化主要动力之一是钾离子的细胞内、外转移。人体钾缺乏时可引起心跳不规律和加速、肌肉衰弱无力、肢体麻木、烦躁易怒、恶心、呕吐、腹泻、心电图异常，最后导致心脏骤停。经常食用粟米则可避免以上症状的发生。

粟米营养成分的另一特点是钠含量较低，每100克含4.3毫克，含钾钠比大米为9∶1，而粟米为66∶1，食用粟米可消除因钠摄入过多导致的肾脏负担过大，避免水钠潴留，对高血压患者十分有益。

（二）对消化系统的作用

粟米具有很好的防治消化不良的作用。粟米膳食纤维含量丰富，为大米的4倍。膳食纤维能促进粪便的排便。粟米富含锌，能促进食欲，粟米粥质黏，能保护胃黏膜。在患者因消化不良出现腹泻以及便秘等症状时，多喝些粟米粥，可明显缓解反胃、呕吐等症状，长期患有脾胃等方面病症者，经常喝些粟米粥，可调理各种不同原因所导致的肠胃病症。

（三）对生殖系统及生育的影响

粟米富含B族维生素，能防止缺乏B族维生素所致的男性阴囊皮肤出现渗液、糜烂、脱屑及女性会阴瘙痒、阴唇皮炎和白带过多等症状。粟米富含锌和维生素E，能促使性器官和第二性征发育健全；促使男性勃起坚硬、精子数量正常；使女性月经和性欲正常；使所怀胎儿发育健全，不致畸形；对前列腺炎也有一定辅助治疗作用。

粟米的丰富氨基酸可预防流产及女性阴道炎症。粟米中所含的类雌激素物质，可以调养产妇虚寒体质，帮助她们恢复体力。

粟米中所含的色氨酸，可参与动物体内血浆蛋白质的更新，并可促进核黄素发挥作用，还有助于维生素B_3及血红素的合成，可显著增加怀孕动物胎儿或胎仔体内抗体的生成，对泌乳期的乳液分泌促进作用。当动物缺乏色氨酸时，既可使生长停滞、体重下降、脂肪积累降低，还常见睾丸萎缩。经常食用粟米补充色氨酸可防止以上症状的发生。

粟米富含磷，磷参与构成骨骼和牙齿，促进成长及身体组织器官的修复，供给能量与活力，并参与酸碱平衡的调节。粟米所含的镁，可提高男性精子的活力，增强男性生育能力。镁帮助维持神经和肌肉的运动，是骨骼的另一组成部分。常食粟米食物，能补充人体所需的镁，可避免胎儿痴呆，或智力低下，或骨骼发育延缓，或成为侏儒症。

（四）对睡眠的影响

粟米还具有助眠以及调节睡眠的功效，这是由于在粟米中含有大量丰富的色氨酸，色氨酸除调节生殖系统功能外，还具有调节睡眠的作用。经常失眠的人在睡觉前适量喝些粟米粥，可使失眠者安然入睡。

（五）其他作用

粟米富含锌，能增强免疫力，促进生长发育，特别适合儿童食用。

粟米中所含的维生素 B_1 可达大米的几倍，无机盐含量也高于大米。粟米中还含有丰富的脂肪，为大米 7.8 倍，且主要为不饱和脂肪酸，是老人及体弱者的营养之品。

粟米富含维生素 B_1、维生素 B_{12} 等，有解除口臭，减少口腔中的细菌滋生的作用，可作为口角生疮、脚气病、神经炎和癫皮病、头痛、精神倦怠、皮肤"出油"、头皮屑增多等症状的辅助治疗。

粟米含铁量高，能够预防缺血性贫血。粟米含磷量为大米的 2.3 倍，有健脑的作用。

粟米含有丰富的维生素 E，为大米的 4.8 倍。维生素 E 可防御机体细胞膜遇氧化破坏，并可清除体内氧自由基等代谢"垃圾废物"。

中医认为，粟米性味甘、咸、寒，陈粟米苦寒，具有益肾和胃、除热解毒的作用。适应于脾胃虚热、反胃呕吐、泄泻及产后病后体虚者食用。粟米汤营养丰富，《本草纲目》记载：喝粟米汤"可增强小肠功能，有养心安神之效。"粟米熬粥浮在上面的一层米油，营养特别丰富。清代王士雄在《随息居饮食谱》中谓"米油可代参汤"。

二、食疗

1. 反胃作呕、胃热 粟米磨粉，做丸如梧桐子大，煮熟后每服6～10个，加少量盐吞服。

2. 脾胃虚弱泄泻 粟米50克，淮山药25克，大枣5枚，共煮粥食用。

3. 虚弱水肿 粟米皮糠50克，黄豆50克，糙粟米100克，猪脊骨250克，红糖适量。先将前四味加水适量煮粥，放入红糖溶化，每日2次食用。

4. 老幼脾虚久泻 将粟米锅巴120克研末，加莲肉末120克，白糖120克，和匀，每服3～5匙，每日3次，效果颇佳。

5. 老人脏腑虚损羸瘦

（1）粟米150克，麻雀5只，葱白3根。将麻雀去毛除肠炒熟，入酒1小杯，煮片刻，加水1小碗半，下米煮粥，将熟时下葱白五味等，空腹食用。

（2）粟米100克，猪心1只，将猪心切成细丝，锅中放油微炒，和粟米做成稀粥，加盐少许即可。以粥代饭，早晚各食1次。

（3）粟米100克，猪脑1个（或鸡脑数个），生姜3片，葱白2根，黄酒1匙。将新鲜猪脑挑去血丝，入沸粟米粥中搅碎，再入姜、葱、黄酒、味精、盐拌匀，煮熟，取出待温服。

6. 腰腿痛 粟米茎秆烧成灰，趁热熏患部，并将热灰敷于患部，每日1次，数次见效。

7. 食积腹痛 粟米锅巴烧焦研末，用温开水送服，每次5克，每日3次。

8. 骨髓炎 粟谷糠5000克，用清水10升，浸泡24小时，再用布袋过滤去渣澄清，将浸过粟糠的水入锅熬成膏，敷贴患处。

9. 闭经　陈粟米糠炒炭，每服 9 克，黄酒送服，每日 1 次。

10. 小儿吐乳　粟米适量，鸡蛋壳 1 个，米放入蛋壳内，开水略煮，加人乳 1 勺，煎后喂服。

11. 小儿消化不良　粟米锅巴 1500 克炒黄，炒神曲 120 克，炒砂仁 60 克，山楂 120 克，蒸莲子肉 120 克，炒鸡内金 30 克，共研为末，加白糖、米粉作饼食之。

12. 小儿头疮　取熬粟米粥时糊在锅盖上的米糊，用醋调和后抹在头疮上，效果良好。

三、禁忌

1. 肾阳虚小便频数者不宜食用。本品寒凉伤阳，其性下趋，《本草纲目》说："渗利小便。可使阳虚加甚，小便频数更为增加"。

2. 煮食时不宜放碱，碱可加速粟米中维生素 C 及维生素 B_1 的破坏，使营养成分降低，故煮食时不应图快放碱。

3. 胃寒呕吐者不宜食用。粟米性咸凉清润，滋养胃阴而损胃阳，胃寒呕吐者食用不宜。

4 食用前不宜淘洗次数过多或用力搓洗。粟米外层的营养远较内层为多，淘洗或用力搓洗均可使外层的营养损失。

5. 不宜食用煮后弃汤的捞饭。粟米熬煮时很大一部分营养进入汤中，浓的米汤营养比米中还高，煮后弃汤，会使营养成分大量丢失。

6. 不宜食用蒸锅水熬的米粥。蒸锅水由于水分蒸发过多，硝酸盐及亚硝酸盐的浓度提高，硝酸盐还可还原成亚硝酸盐。亚硝酸盐可使血压下降，甚至导致虚脱，还可使血红蛋白变成变性血红蛋白，变性血红蛋白不能与氧结合，造成缺氧。

7. 不宜食用冷自来水煮的饭。冷自来水中含有大量的氯气，氯气加热到一定程度可随水气蒸发，若冷时与粟米同煮。则会破坏粟

米中的维生素 B_1，降低营养成分，故粟米大米煮饭或煮粥时应用煮开的水。

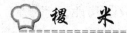

稷　米

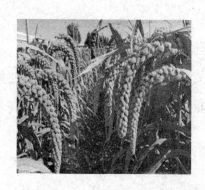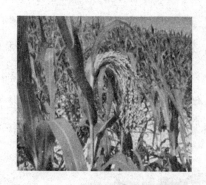

稷米又名穄米、粢、糜子米，通称黄米，稷为禾本科黍族植物稷米。稷与黍，属同一类的两个品种。有人说质黏的是黍，不黏的是稷。稷可以作为饭食，黍可以用来酿酒。

稷是一种从古代就普遍种植的农作物，但古人以为人人皆知而未过多明示描述，以至南北朝以来，稷到底是哪种农作物，一直争论不休。至今，稷到底是黍（北方黍子），还是粟（北方谷子），这个问题仍未解决。另一说为高粱，该说法基本已否定。《本草纲目》提出另一说，以为稷为黍类，不黏为黍，黏为稷。大体是以稷为黍类。

稷米主要含蛋白质、脂肪、碳水化合物等成分。

中医认为稷米性味甘、平，具有和中益气、凉血解暑的作用，适用于暑热烦渴、气阴两虚患者食用。

一、食疗

1. 呕吐　稷米 50 克、茯苓 10 克、生姜 3 片，水煎服。

2. 暑热烦渴　稷米、绿豆适量，水煮稀粥饮服。

二、禁忌

1. 慢性胃炎、肠炎患者不宜多食。稷米性平偏凉，《日华子本草》说："多食发冷气。"容易影响胃肠的消化吸收功能，加重慢性胃炎、肠炎疾病患者的病情。

2. 糖尿病患者不宜食用。糖尿病患者忌食含糖量高的食物，本品含有大量的糖分，可加重糖尿病患者的病情，故不宜食用。

3. 服用糖皮质激素时不应即刻食用。糖皮质激素服用后可使体内的血糖迅速升高，若服用药物后即刻食用含糖分多的食物，容易诱发糖尿病，而稷米含糖分就较多。

玉 米

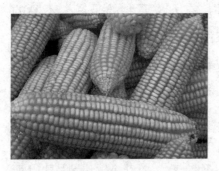

玉米又名蜀黍、苞米、苞谷、玉蜀黍、棒子、珍珠米，因其颗粒如珠，色泽如玉，故名。

玉米不仅供食用，而且也是工业、医药原料和饲料，经济价值很大，用途广泛。主要含有蛋白质、脂肪、糖类、钙、磷、铁、胡萝卜素、烟酸、硫胺素、B族维生素及烟酸等营养成分。在粮食作物中，玉米的脂肪含量仅次于大豆，它所含的脂肪为精米、精面的 4～5 倍，而且富含不饱和脂肪酸，其中50%为亚油酸，还含有谷固醇、卵磷脂、维生素 E 等，能降低血清胆固醇，防止高血压、冠心病、心肌梗死的发生，并具有可延缓细胞衰老和脑功能退化等作用。玉米中蛋白质的含量亦高于大米。玉米由三类基本物质所组成：脂肪、玉米特有的胶蛋白占30%、通常在肉类中含量较高的球蛋白和清蛋白占 20%～22%。

玉米除丰富的脂肪和蛋白质以外，玉米中的钙、磷、铁的含量也高于大米。特别是玉米中还含有较多的谷氨酸。谷氨酸有健脑作用，它能帮助和促进脑细胞进行呼吸，在生理活动过程中，能清除体内废物，帮助脑组织里氨的排除。

常食玉米对动脉硬化症、冠心病、心肌梗死及血液循环障碍等疾病，有一定的防治作用。血中胆固醇升高，是动脉硬化症的先兆，常用药物是卵磷脂，玉米中的卵磷脂含量较高。黄玉米不但含有丰富的维生素 A，而且胡萝卜素的含量比黄豆高 5 倍。动脉硬化、心肌梗死及心脏血液循环阻碍的患者，凡大量食用玉米油者，病情均显著好转，血中胆固醇平均降低 45 微克。

最近研究发现，玉米具有较好的抗癌作用。这是因为：①粗磨玉米面中含有大量赖氨酸，这种赖氨酸不但能抑制抗癌药物对身体产生的不良反应，还能控制肿瘤细胞的生长。②玉米中含有一种抗癌因子——谷胱甘肽，这种物质有使致癌物质毒性灭活并将其通过消化道驱出体外的作用。③玉米中含有镁和硒。镁可抑制癌细胞的发展，还能帮助血管舒张，加强肠壁蠕动，增加胆汁，促使机体废物的排除。硒能加速体内过氧化物的分解，使恶性肿瘤得不到氧的供应，从而被抑制。④玉米还含有部分纤维素，能促使胃肠蠕动，缩短食物残渣在肠内的停留时间，并把有害物带出体外，对防止肠道癌肿有重要意义。

中医认为，玉米性味甘、平，功效为健脾利湿，开胃益智，宁心活血，适用于水肿脚气、小便不利、泄泻、动脉硬化、冠心病患者食用。

玉米的花穗为"玉米须"，有很好的利尿、降压、止血、止泻、和胃等功效。对肾炎水肿、胆囊炎、胆结石、黄疸型肝炎、糖尿病、高血压、血尿、消化不良性腹泻等有良好的效果。人们将玉米须煎水，作为利尿药使用。近年来，在临床上用玉米须治疗由肾脏病引起的水肿和高血压，疗效明显、稳定。

玉米须中含有植物固醇、脂肪油、树脂、葡萄糖、失水乳糖、过氧化酶、苹果酸、柠檬酸、玉蜀黍酸、木胶、维生素 K 等物质。这些物质有帮助消化、增强食欲、促进胆汁分泌、缓冲胆汁中的沉渣、减低胆汁浓度、减少胆红质含量等作用，为有效的利胆剂。同时，它还有使尿蛋白减低或消失的功能。

一、食疗

1. 高血压

（1）玉米须 30 克，加水 2 碗，煎至 1 碗，空心服，或水煎代茶饮。

（2）玉米须、香蕉皮各 30 克，黄栀子 9 克，水煎，冷后服。玉米须治疗高血压具有疗效明显、稳定的特点。

（3）鲜玉米须 100 克（干品 50 克），干山楂 20 克，将玉米须洗净，切成几段，与山楂一起放入纱布袋中，扎口，入砂锅，加清水 500 毫升，用小火浓煎成 300 毫升。代茶，频频饮用，每日 1 剂。适宜各类高血压患者饮用，高血压合并水肿、小便不畅等症尤为适宜。

（4）玉米须 100 克（干品 50 克），赤小豆 30 克，粳米 100 克，绿豆 20 克，蜂蜜 30 克。先将玉米须洗净，切碎，剁成细末，放入碗中备用。再将粳米、赤小豆、绿豆淘净，放入锅内，加水适量，煨煮成稠粥，粥将成时调入玉米须细末，小火继续煨煮沸，离火稍凉后拌入蜂蜜即成。早晚 2 次分服。适宜于各类高血压患者饮用，对肝火上炎、肝阳上亢型高血压尤为适宜。

2. 肾炎

（1）玉米须 60 克，水煎代茶饮，坚持连服 6 个月。

（2）玉米须 30 克、西瓜皮 100 克，煎汤，早晚各 1 次分服。

（3）玉米须、冬瓜皮、赤小豆各适量，煮汤代茶，持续饮用。

（4）玉米须 10 克、玉米 30 粒、蝉衣 3 个。水煎服，疗程 1 个月。服药时需控制食盐摄入量。

3. 糖尿病　玉米须 50～100 克，水煎服，每日早晚各服 1 次，连续服用。

4. 肺结核　玉米须 60 克，加蜂蜜适量煎服。每日 1 次。

5. 流鼻血　玉米须，水煎服。

6. 咳嗽吐痰　玉米须 30 克、橘皮 9 克。水煎服。

7. 胃炎　玉米、白扁豆各 60 克，木瓜 15 克。水煎后，饮汁。

8. 消化不良性腹泻　玉米 500 克、新石榴皮 12 克（陈者加倍）。共炒黄，研末过箩，装瓶备用。每服 9～13 克，日服 3 次，小儿酌减。

9. 黄疸型肝炎　玉米须、茵陈各 30 克，水煎代茶饮。

10. 胆囊炎、胆结石　玉米须、茵陈各 30 克，水煎代茶饮。

11. 头晕

（1）玉米 30 克、鹅蛋 1 个，同炖食，每晨空腹食用。

（2）玉米须 30 克，水煎服，每日 2 次，空心服下，连服 5 天。

12. 尿路感染

（1）玉米须 30 克，车前子、甘草各 9 克，水煎服。

（2）玉米根 100～150 克，水煎服。

13. 小儿遗尿　玉米须，水煎加适量白糖代茶饮。

二、禁忌

1. 不应偏食。玉米蛋白中所含的氨基酸成分较其他粮食及豆类少，缺少某些重要的氨基酸，如色氨酸、赖氨酸、苯丙氨酸等一些"必需氨基酸"，玉米中所含的尼克酸（维生素 PP 或烟酸）属于结合性类型，不能被人体吸收利用，偏食玉米将会造成这些营养成分的缺乏，导致营养不良。所以，为弥补玉米的这种缺陷，宜于将豆类、小麦等与玉米混合吃，这样就能大大提高玉米的营养价值。

2. 不宜食用霉变的玉米。玉米遇潮霉变后可感染黄曲霉素，黄曲霉素是一种致癌物，食用霉变的玉米容易导致癌症。

3. 糖尿病患者不宜食用。玉米含糖量每百克为 72.2 克，食用可升高血糖，加重糖尿病患者的病情。

4. 遗尿患者不宜食用。玉米甘淡渗利，利小便作用明显，遗尿患者食用可以加重病情。

5. 服用糖皮质激素时不宜食用。糖皮质激素可促进糖异生，抑制糖分解，使体内的糖分迅速升高，玉米含糖量较高，不宜同时食用。

6. 服用甲苯磺丁脲时不宜食用，甲苯磺丁脲是一种降糖药，服用时忌服含糖量高的食品。本品含糖量较高，服用甲苯磺丁脲时食用含糖量高的食物会降低药效。

高　粱

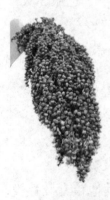

高粱又名番黍、蜀秫、木稷、荻粱、芦粟，主要含有碳水化合物、蛋白质、脂肪、磷、钙、铁以及烟酸、硫胺素、胡萝卜等营养成分。全国除东北地区外，高粱已很少有人食用。

高粱性味甘涩、温，具有健脾益中、渗湿止泻的作用，适应于泄泻、痢疾、带下、食少乏力等疾病食用。

一、食疗

1. 儿童消化不良

（1）红高粱 30 克，大枣 10 个，研末，2 岁小儿服 3 克，3 ~ 5

岁小儿服 6 克，每日 2 次。取碾高粱的二遍糠，除净硬壳等杂质，置锅中加热翻炒，至呈黄褐色，有香味时取出放冷服用。每日 3~4 次，每次 5 克。

（2）高粱米 100 克，羊肉 100 克，盐少许，将羊肉切丁，同高粱米煮粥食之。用于脾虚胃弱性消化不良。

2. 脾虚泄泻　高粱适量蒸饼食用。

3. 阳虚自汗　高粱米、葱、盐、羊肉汤煮粥食。

二、禁忌

1. 热结便秘者不宜食用。热结便秘患者治当清热通便不应温中固涩。高粱温热，所含的化学成分丹宁有收涩作用，既温中又涩肠，食之必加重病情。

2. 湿热下痢者不宜食用。高粱性温补，所治下痢为肠虚便滑之痢，湿热下痢者不宜，食后必使下痢不减，且湿热更为加重。

3. 阴虚带下者不宜食用。阴虚带下治当滋阴清热，不宜温补收涩，高粱对脾虚寒湿下注所致的带下适宜食用，阴虚带下时食用必使病情加重。

4. 糖尿病患者不宜食用。高粱有丰富的碳水化合物每百克约含 75.8 克，食用可以升高血糖加重病情。

5. 不宜加碱煮食。食物中的 B 族维生素在酸性环境中稳定，在碱性环境中容易破坏。煮食时放碱，可使食物中所含的 B 族维生素 70% 以上遭到破坏。故煮食时不宜放碱。

6. 不宜常食加热后放置或煮剩的高粱米饭。煮饭时，当温度达糊化温度，淀粉分子就会熟化，刚熟化后的米饭，松软可口适宜食用。如果将米饭置于空气中缓慢冷却，已经糊化的淀粉分子就互相有规律地重新自我排列，组合成不易再糊化的结构，这就是淀粉的老化，俗称"回生"现象。食用"回生"的高粱米既影响口味降低营养价值，故不宜食用。

薏苡仁

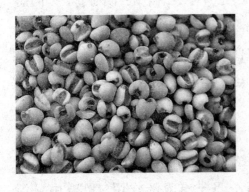

薏苡仁又名薏米、六谷米、苡仁、川谷、菩提子，禾本科植物薏苡的种仁。

薏苡仁主要含碳水化合物主要含蛋白质，并含脂肪油，油中含肉豆蔻酸、芸苔甾醇、棕榈酸、8-十八烯酸、豆甾醇等，尚含氨基酸、蛋白质、糖类、无机盐等成分。

中医认为薏苡仁性味甘、淡、微寒，入脾、肺、肾经，具有健脾渗湿、清热排脓的作用，适宜于久病体虚、尿路结石、泌尿系感染、肺脓疡等患者食用。

一、食疗

1. 关节炎　薏苡仁 30 克，糯米 100 克，熬成粥食用。

2. 扁平疣　薏苡仁煮熟加白糖少许与汤同服，每日 1 剂。

3. 接触性皮炎　绿豆、薏苡仁各 30 克，白糖适量，绿豆、薏苡仁炖烂，加入白糖，连汤 1 次吃完，每天 1 次，直到治愈。

4. 脾虚便溏　薏苡仁 120 克，牛肚 1 具，煮粥服用。

5. 气血两虚　薏苡仁 100 克，生羊睾丸 1 对，淫羊藿 60 克，仙茅 100 克，白酒 1000 毫升。将各药浸入白酒中，密闭贮存 7 天左右。每日 3 次，每次饮服 1 酒盅。

6. 脾虚水肿　薏苡仁 250 克，嫩鸭 1 只（约 750 克），胡椒粉 1.5 克，精盐 5 克，味精 1.5 克，先将鸭洗净，入沸水氽一下，放入铝锅内，加开水 1000 毫升和淘洗干净的薏苡仁，用旺火烧沸，改小火以保持沸而不腾，炖至肉烂即可。出锅前加上胡椒粉、精盐和味精食用。

7. **肺热咳嗽**　猪肺 1 只，薏米 15 克，切碎猪肺，同薏米共煮。吃肉饮汤，每日 1 次。

8. **糖尿病**

（1）薏苡仁 50 克，黄芪 60 克，猪胰脏 1 具，水煎服食，每日 1 剂，连用 10 天。

（2）薏苡仁 50 克，猪胰脏 1 具，鸡蛋 3 个。先将猪胰脏切片同薏苡仁煮熟，加鸡蛋煮沸，连汤食之。每日 1 次。

二、禁忌

1. 遗尿患者不宜多食。薏苡仁甘淡渗利，利尿作用较强，多食可以加重遗尿症患者的病情。

2. 不宜放碱煮食。煮食放碱，可破坏薏苡仁所含的维生素等营养成分，使营养价值降低。

3. 形体瘦弱者不宜多食。薏苡仁甘淡渗利，可竭阴耗液，多食可导致阴液耗损，形体瘦弱者阴常不足，食用薏仁可躁动浮火，出现阴虚火旺的症状。

4. 泄泻重症患者不宜食用。泄泻重症患者体液耗损过度，水电解质失衡，故禁忌食用渗利性食物。本品渗利伤阴，可导致体内的水电解质更为失衡，容易引发其他疾病。

第二节　块根类

块根类的主要品种是红薯，红薯中含有大量的糖、蛋白质、脂肪和各种维生素及矿物质，营养很丰富。红薯中的蛋白质含量超过了大米和白面。含丰富的维生素 C 和胡萝卜素。

红薯既能当主食，又可代替一部分蔬菜。除了蒸、煮、烤食之外，还可晒干磨面，做成各种食品，又可制成粉丝、粉条、饴糖、酒、醋等产品。

红薯所含的糖分主要由麦芽糖和葡萄糖所组成，甜味比较温和。它所含的淀粉酶，在鲜时储存期间，能继续使淀粉分解成麦芽糖，所以，贮存一段时间后再食用就会更甜。

本节介绍的另一种块根类食品是葛根，其根、花均可食用，主要为入药。

甘　薯

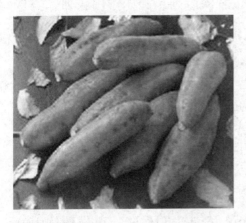

甘薯又名地瓜、白薯、红薯、山芋、红山药、香薯蓣、红苕、香薯、朱薯、红薯、金薯、番薯、地瓜，属旋花科多年生蔓状草质藤本植物的块茎。甘薯原产美洲，传说哥伦布将它带到西班牙，然后传到非洲及南亚。现在我国各地均有种植，北京叫白薯，山东叫地瓜，四川叫红苕，江苏叫山芋，广东、福建、浙江叫番薯、甘薯，陕西、河南叫红薯、红芋等，名虽不同，其实则一。秋季采挖，以皮赤、无筋、纯甜为良。既代粮当主食，又作副食品佐食，还可当水果生吃。

甘薯主要含有碳水化合物、蛋白质、脂肪、钙、磷、铁、维生素 C、烟酸、胡萝卜素、粗纤维、核黄素、黏蛋白、去氢表雄酮及类似雌性激素等成分。

一、主要作用

（一）营养作用

20世纪50～70年代，贫穷落后地区"一年红薯半年粮"，但除了饥饿外，疾病却相对很少。生活水平提高后却"红薯吃得少了，疾病生得多了。"

红薯营养丰富，每千克红薯中含糖256克，钙156毫克，磷174毫克以及多种维生素，尤以胡萝卜素含量极为丰富，鲜番薯中有的品种500克内含胡萝卜素要比成人每天需要量多1倍。一个2两（100克）重小红薯即可提供2倍量的人体每天所需维生素A、1/3的维生素C和50微克的叶酸，膳食纤维的含量高于一碗燕麦粥。红薯蛋白质含量高质量优，可弥补大米、白面中的营养缺失，经常食用可提高人体对主食中营养的利用率。通常米、面中稀缺胡萝卜素、赖氨酸，又因大米少钙，面粉缺维生素C，而番薯含量颇丰，加上各种维生素及热量高于米、面，故与米、面混食，可提高蛋白质生理效价。健康人的血液呈弱碱性，一旦变成酸性则导致酸中毒，而番薯碱度高，是一种生理碱性食品，能与肉、蛋、米、面所产生的酸性物质中和，调节人体的酸碱平衡，减轻新陈代谢负担，对维持人体健康有积极意义。已有人将红薯列为健身长寿饮食中的首选食品。

（二）抗癌作用

常吃甘薯有预防癌症作用。红薯所含有较多的淀粉和膳食纤维素，膳食纤维具有阻止糖分转化脂肪的特殊功能，食入后能在肠内大量吸收水分，促进胃肠蠕动、增加粪便体积，这些成分不仅能够预防便秘，治疗痔疮和肛裂，对预防直肠癌和结肠癌也有一定作用。常吃红薯有助于维持人体内正常叶酸水平，体内叶酸含量过低会增加患癌症的风险。

红薯中含有的去氢表雄酮是一种重要的物质，它是人体合成的多种性激素的前体物质，也是 20 世纪的重要发现之一。不同性别体内的去氢表雄酮，通过不同生物酶的作用可神奇地转化成为雄烯乙醇、睾丸酮、雌二醇和雌酮等不同性质的人体所需激素。这种成分有调节动物体内免疫系统功能，提高机体免疫力杀死癌细胞或防止扩散的作用。美国科学家称去氢表雄酮为"激素之母。"近年有人在给白鼠进行癌细胞接种培养后将番薯中所含的去氢表雄酮注入小鼠体内，观察结果发现，白鼠不再有乳腺癌和结肠癌，存活期竟长达 3 年。

（三）抗衰老作用

红薯中含有丰富的去氢表雄酮，对延缓衰老十分重要。研究发现：人在 20 ~ 25 岁时，机体中的去氢表雄酮含量最高，30 岁以后开始下降，每年下降幅度约为 2%，到 70 岁时下降至年轻时的 25% 以下。去氢表雄酮主要有三种作用：①拮抗糖皮质激素，糖皮质激素过度分泌会导致衰老与死亡，有的科学家已把它列为死亡激素之一；②拮抗生长激素，过量的生长激素也被认为是另一种死亡激素；③提高机体免疫力，免疫因子是抗衰老的天然物质。研究还发现，去氢表雄酮下降直接与老年疾病的发生有关，老人补充去氢表雄酮既可治疗老年疾病，还可改善睡眠质量、心情改善和应激能力增强。经常食用红薯，可起到补充去氢表雄酮防衰老作用。

食用番薯延年益寿在国外比较流行，日本裕仁天皇堪称当今世界上最长寿的皇帝，而他最爱吃的食物之一就是包括番薯在内的薯类。另据日本医学界人士调查，日本长寿地区，不论贫富贵贱，都习惯于常年吃番薯，从当年十月吃到来年四月。中国广西瑶族自治县有长寿乡之称，那里农民也以番薯为常见主食。

（四）对心血系统的作用

红薯富含钾元素、β-胡萝卜素、叶酸、维生素 C 和维生素 B_6 等。β-胡萝卜素和维生素 C 有抗脂质氧化、预防动脉粥样硬化的作用；补充叶酸和维生素 B_6 有助于降低血液中高半胱氨酸水平，半胱氨酸水平可损伤动脉血管，是心血管疾病的独立危险因素，故叶酸、维生素 B_6 也有预防心血管疾病发生的作用；钾则有助于人体细胞液体和电解质的平衡，维持正常的血压和心脏功能。

红薯所含黏蛋白成分是一种胶原和黏液多糖类物质，对人体器官黏膜有特殊的保护作用。这种黏蛋白成分不但能维持人体心血管壁的弹性，预防胆固醇在血管壁上沉积，保持心血管壁弹性，减少动脉粥样硬化概率，使血液中和皮下脂肪减少，还有助于防止血液中胆固醇的形成，预防冠心病发生。

（五）对生殖系统的影响

正常成年男性体内 50% 以上的雄激素是由去氢表雄酮转化而成的；绝经前妇女 75% 和绝经后 90% 以上的雌激素由去氢表雄酮转化而成的。因红薯中富含去氢表雄酮，经常食用红薯则可补充雄性激素和雌性激素，改善男女性功能，提高性欲，并提高精子和卵子的活动力，有助于怀孕。

（六）对糖尿病的作用

关于红薯对糖尿病的作用，国外学者进行了大量研究。奥地利维也纳大学的临床研究发现，2 型糖尿病患者在服用白皮红薯提取物以后，胰岛素敏感性均得到了改善，提示有助于控制血糖。

日本的研究人员动物实验中发现，给予糖尿病肥胖大鼠喂食白皮红薯 4~6 周后，血液中胰岛素水平分别降低了 26%、60%；从而发现红薯可有效抑制糖尿病肥胖大鼠口服葡萄糖后血糖的升高；研究还发现，进食红薯也可以降低糖尿病大鼠三酰甘油和游离脂肪酸的水平。研究提示：白皮红薯有一定的抗糖尿病作用。

两项研究虽然有道理，但糖尿病患者食用时要注意，红薯是含糖量较高的食物，适当少量食用有一定作用，过量则会升高血糖，应尽量控制。

（七）美容作用

红薯还有美容作用，其所含类似雌激素物质，可保持皮肤细腻，延缓衰老。又红薯中的热量低水分多，且含较多维生素和氨基酸，可减少皮下脂肪堆积，避免过度肥胖。

（八）其他作用

红薯所含黏蛋白成分可防止肝、肾结缔组织萎缩，预防胶原病发生，并对消化道、关节腔和浆膜腔也有较好的润滑作用。

红薯含有丰富的维生素 A，经常食用对呼吸道较好有保护作用，可以预防气管炎、肺气肿等呼吸系统疾病。长期吸烟者应补充维生素 A，故吸烟者或被动吸烟者更应多食用富含维生素 A 的食物，如红薯类。

中医学认为甘薯性味甘、平，入脾、肾二经。具有补气和血、益气生津、解渴止血、宽肠胃、通便秘的作用。适宜于大便秘结、湿热黄疸、泄泻、水肿、痈疽、乳腺炎、夜盲症、动脉硬化、心血管病及疮疡肿毒者食用或外用。产妇食用最宜。

《本草纲目拾遗》载甘薯："补中，和血，暖胃，肥五脏。白皮白肉者，益肺气生津，煮时加生姜一片，调中与姜枣同功；同红花煮食，可理脾血，使不外泄"。《随息居饮食谱》载甘薯："煮食补脾胃，益气力，御风寒，益颜色，凡渡海注船者，不论生熟，食少许即安"。《金薯传习录》记述：番薯治痢疾下血证、酒积热泻、湿热黄疸、白浊淋毒、月经失调、血虚遗精、小儿疳积。

红薯叶、红薯藤、红薯苗均可入药。

红薯虽然营养丰富，食用方法需要注意，因为红薯中含有氧化酶和粗纤维，在人肠胃内会产生大量二氧化碳气体，吃多了会在胃内产酸。红薯虽属碱性食物，但因含糖量较多，多吃红薯后其所含的糖在胃中产生大量盐酸，使人感到胃灼热。由于胃受到大量酸液的刺激，要加强收缩，此时胃与食管连接处的贲门部肌肉放松，胃里的酸水倒流进食管，于是人会吐酸水。因为摄入糖分过多，身体一时吸收不完，剩余的糖分在肠道里发酵，也会使肚子不舒服。

吃红薯应该讲究科学，注意做到：一次不可吃得过多，尽量采用细加工，将红薯蒸熟、煮透，先把水烧开，再将红薯上笼或下锅，待蒸汽上来后，改用小火蒸煮 40 分钟即可。这样加工方式的红薯不但好吃，而且可将大部分汽化酶破坏，减少二氧化碳气体的产生。

还要注意吃法，一次不可吃得过饱，可以和米、面搭配着吃，并吃点咸菜或喝些咸汤，或调点白萝卜等一起吃。适当加工：用少量明矾及食盐溶化于清水中，将切开的红薯放水中浸泡 10 分钟，捞出来，再用清水冲一下，然后煮。以减少胃酸产生，防止腹胀、胃灼热等症状出现。

二、食疗

1. 脾虚厌食　红薯 250 克、瘦猪肉 100 克、红枣 10 枚。将红薯洗净切片，同瘦猪肉、红枣加水适量煮汤，以盐调味，一天分 2 次食。

2. 糖尿病

（1）鲜红薯叶 100 克、鲜冬瓜适量，水煎服。

（2）鲜红薯藤 30 克、干冬瓜皮 12 克，水煎服。干红薯藤单用水煎服也有效。

（3）鲜红薯叶、鲜黄瓜各适量，水煎服，每日服用 1 剂。

3. 大便秘结

（1）红薯 200 克去皮切片，同 100 克大米煮粥，一天内可多次食用。

（2）红薯 100 克煮熟，蘸蜂蜜吃。

（3）鲜红薯叶 250 克，加油、盐炒食，一次吃完，早晚空腹各食 1 次。

（4）红薯 500 克、白糖适量、生姜 2 片，先将红薯煮熟，再加入糖、姜稍煮后食用。

（5）红薯煮熟去皮，不拘时吃下。

4. 疟疾（间日疟、三日疟）　红薯250克、常山12克，二味共煮熟，去常山，于发作前2小时喝汤吃薯。孕妇及体虚者禁用。

5. 黄疸肝炎

（1）红薯适量煮食，每日1次，有利于退黄。

（2）红薯500克、生姜5克、水1000毫升，煮熟后每日服3次。治湿热黄疸。

6. 血痢　红薯粉适量，以蜂蜜20毫升调和后空腹服，每日1～3次。适宜于血色偏暗、口渴、乏力者。

7. 泄泻

（1）红薯煮熟食，每日1～2次。适宜于饮酒过多致泻者。

（2）红薯藤、川木瓜各60克，加少许食盐炒黄，水煎服，可治疗腹痛、腹泻。

8. 肾炎水肿

（1）红薯与醋煮食，消全身水肿。

（2）嫩红薯苗叶、蕹菜嫩叶、红糖各适量，共捣烂敷于脐部，治肾炎水肿及肝硬化腹水。

（3）红薯500克、赤小豆30克，甜薯挖洞后放入泡胀大的赤小豆放笼上蒸熟，每日早晚各吃一半。若3～5天肿势不减且小便少者则不宜再用。

9. 营养不良性水肿　红薯500克、生姜3片，将红薯挖洞放入生姜，烤熟。每日早晚各食250克，可连续食用。

10. 遗精、白浊　红薯（干粉）适量，早晚用沸水调服，适宜于面色萎黄、神疲乏力者。

11. 尿频　狗肉500克、红薯500克。将狗肉洗净、切块，甘薯削皮，切块，炖2小时，略加调味食用。

12. 风湿及手足抽筋疼痛　白皮黄心红薯500克切片蒸熟，浸入2000克酒内1个月后，每天适量饮用。

13. 湿疹

（1）生红薯捣烂，挤汁（现挤现用），用纱布浸汁敷患处，每日 1 ~ 2 次。

（2）嫩红薯叶加盐捣烂，水煎趁热洗阴囊湿疹患处，洗后撒上滑石粉，可收到预期疗效。

14. 解河豚、毒蕈类中毒　鲜红薯叶适量捣烂，冲入开水大量灌服催吐。

15. 治带状疱疹　鲜红薯叶适量，冰片少许，共捣烂研细，敷患处。

16. 痈、疮溃烂疼痛出血　生红薯适量洗净捣烂，敷于患处。每日 1 次。

17. 毒疮　红薯适量捣烂敷患处，有消炎解毒生肌作用。

18. 指疔　鲜红薯叶加白糖适量捣烂，贴患处。

19. 无名肿毒　鲜红薯叶、红糖各适量捣烂，敷患处。

20. 老鼠咬伤　红薯或红薯叶捣烂敷患处。

21. 蜈蚣咬伤　白心红薯，洗净，捣烂，敷患处。红薯藤的嫩尖，捣烂敷患处，用纱布固定，每天换药 1 次，3 次可愈。

22. 蛇、狗咬伤　红薯藤适量捣烂，敷患处。

23. 小儿疳积　鲜红薯叶 60 克、鸡内金 2 克，水煎服。

24. 小儿消化不良　鲜红薯叶 100 克、鸡内金 5 克，水煎服。

25. 乳腺炎　白心红薯，洗净去皮，捣烂，敷患处，发热即换，连敷数日可愈。

26. 产后腹痛　红薯 250 克，烤熟后，去皮，与黄酒 1 盅同食。食后饮红糖姜汤 1 杯。

27. 产后缺乳　红薯藤 50 克、猪蹄 1 个（约 100 克），煮熟后食用。

28. 血崩　红薯藤加水煎汤，倒入适量甜酒饮服。

29. 夜盲症　鲜嫩红薯叶 100 克、羊肝 90 克，同煮食（勿久煮），连服 5 ~ 7 日。黄心红薯适量，蒸熟后食用，每日 2 ~ 3 次。

鲜嫩红薯叶一味水煎服。

30. 舌体肿大 红薯藤水煎服，每日 1 次，服 2-3 次可愈。

31. 口疮 生红薯（洗净切细）、鲜鱼腥草等量，共捣敷患处。每日 1～2 次。也可用于治疗、痈疽、搭背。

三、禁忌

1. 时疫、疟痢、肿胀者不宜食用。时疫病应清瘟解毒，疟疾、痢疾应祛邪、肿胀应行气活血散肿。本品味甘补益，于上述几种病都不适宜，用之则会资助邪气，故《随息居饮食谱》说："凡时疫、疟、痢、肿胀等证皆忌之"。

2. 不宜食用有黑斑的白薯。有黑斑的白薯黑斑病毒不易被高温破坏杀灭。容易引起中毒，出现发热、恶心、呕吐、腹泻等一系列症状，甚者可导致死亡。

3. 不宜食用未煮熟的红薯。未煮熟的红薯或生红薯不容易被机体消化吸收，还会导致腹泻，因为红薯含大量淀粉粒，外面包裹着一层坚韧的细胞膜，只有煮熟蒸透，人体才能够消化吸收，同时，也只有如此，才能将大部分氧化酶破坏掉，减少二氧化碳气体的产生。

4. 消化不良腹胀胀满者不宜食用。《纲目拾遗》说："中满者不宜多食，能壅气"。食后容易产气，发生胀气，消化不良脘腹胀满者食用，能使病情加重。

5. 不宜与柿子同时食用。红薯的主要成分是淀粉，柿子的单宁、果胶起凝聚作用，形成胃结石。

6. 胃溃疡患者不宜食用。胃溃疡为胃酸分泌过多腐蚀胃壁所致，红薯味甘能壅气生酸，出现嗳气吞酸等症状，胃溃疡患者食用，可加重溃疡。

7. 糖尿病患者不宜多用。本品虽然研究报道有治疗糖尿病作用，但因红薯中含糖分较多，食后能升高血糖加重糖尿病病情，故不宜多食。

8. 服用糖皮质激素者不宜食用。糖皮质激素有升高血糖的作用，服用后禁食含糖量高的食品。红薯含糖量较高。食后容易激发糖尿病。

9. 不宜多食。红薯虽然是一种价廉味美的健身长寿食品，但是吃多了会引起胃灼热（烧心）、吐酸水、肚胀和肛门排气（放屁）。

葛　粉

葛粉为葛的块茎磨制的粉，主要含淀粉、脂肪、蛋白质等成分。

葛粉性味甘、大寒，具有生津止渴、清热除烦的作用，适用于暑热烦渴、咽喉肿痛、疮疡、疥癣等病患者食用。

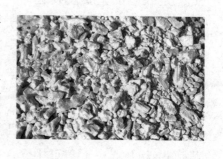

一、食疗

1. 热毒下血　生葛根 500 克捣烂取汁，藕汁 500 毫升，一起调和后服用。

2. 鼻出血、吐血　生葛根 500 克，捣烂取汁顿服。

3. 酒醉　生葛根 500 克，捣烂取汁，尽量饮用，醒后即止。

4. 诸菜中毒或服药中毒　生葛根 500 克，捣烂取汁，顿服。

二、禁忌

1. 慢性肠炎患者禁食。慢性肠炎患者应食用止泻固肠之品，不宜食用寒凉清泻的食物，葛粉大寒，《本草衍义》说其"能使人利"。慢性肠炎患者食用则会加重病情。

2. 肾功能衰竭患者禁忌食用。葛粉寒凉下趋，《本草衍义》

说："多食行小便"。容易损伤肾脏的功能。

3. 糖尿病患者不宜食用。葛粉含有较丰富的糖分，能升高血糖，加重糖尿病患者的病情。

第三节　豆　　类

豆类为豆科植物的种子，在我国已有三千多年栽培和食用历史，是人们的主要食物之一。按照豆类的营养组成可分为两类：一类是含蛋白质、脂肪为主的大豆，一类是以蛋白质和糖为主的其他杂豆。大豆兼有粮食、油料二者之长，是一种营养丰富、用途广阔的农产品。我国出产的黄豆，以东北地区出产的品质为好，子大、粒饱，含蛋白质和油分高，一向在国内外享有盛誉。

在豆类中，食用价值和工业用途以黄豆最高，蛋白质含量也以黄豆最为丰富。干黄豆中含 35%~40% 的蛋白质，好大豆蛋白质占 50% 以上。比瘦猪肉的蛋白质高一倍多，而且这些蛋白质与鸡蛋、肉、奶中的蛋白质相似，含有人体必需氨基酸，它们组成的比例也与人体需要的比例较为接近。尤其是富含赖氨酸，可以补充谷类食品赖氨酸不足的缺陷。

大豆中脂肪含量黄豆也是占第一位的，它含有 20% 的优质脂肪，出油率达 20% 左右。大豆脂肪动物性脂肪有着明显的优越性，因为它富含油酸及亚油酸。这类不饱和脂肪酸具有降低胆固醇的作用，对于防止血管硬化、高血压和心脏病大有裨益。

黄豆中所含的铁质也值得注意，因黄豆不仅含铁量较多，而且易被人体吸收利用。每 500 克黄豆含铁 30 毫克以上，而成人每天有 10 毫克左右的铁，即可满足身体需要。所以，常吃黄豆，对于铁质的补充很有好处，特别是对缺铁性贫血有治疗作用。此外，大豆还是"代乳粉"的主要成分。

大豆的矿物质也非常丰富，每百克黄豆中含钙约 367 毫克、磷 571 毫克、铁 11.0 毫克，分别为瘦猪肉的 33 倍、3 倍和 4 倍多，对正在生长发育的儿童和易患骨质疏松的老年人，以及缺铁性贫血患者，特别相宜。它还含有人体必需的钾、钠等无机盐及其他多种微量元素。

大豆含有多种维生素，尤其 B 族维生素比较丰富，每百克中含维生素 B_1 0.79 毫克、维生素 B_2 0.25 毫克、烟酸 2.1 毫克。大豆（黄豆）纤维素富含皂苷，它能吸收胆酸，从而促进胆固醇的代谢，有助于减少胆固醇的存积和心血管的健康。它还含有效多的卵磷脂，对神经系统的发育和保健有重要意义。

黄豆经过加工，可以制出很多品类，它们味美价廉，是人们喜爱的传统食品。几千年来，我国人民在肉类、奶类食用量较少的情况下，能够摄取到比较充分的蛋白质，主要是依靠大豆类食品。其他杂豆多充当粮食和豆制品的原料。

黄　豆

黄豆又名黄大豆，原产我国，是我国栽培最早的粮食作物之一，含有蛋白质、碳水化合物、脂肪、钙、磷、铁、粗纤维素、烟酸、胡萝卜素、硫胺素、核黄素、维生素 C、维生素 E 等营养成分。

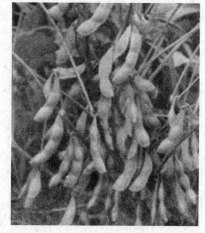

因为黄豆含有丰富的营养，故有"豆中之王""营养之花"的美称；尤其因含有大量的蛋白质，而且这些蛋白质在质和量上都可与动物蛋白媲美，所以又有"植物肉""绿色牛乳"之誉。

黄豆也常作为药用，但药用价值不如黑豆，故入药多用黑大豆。据现代科学研究，黄豆有较好地降低胆固醇作用，意大利医生让胆固醇水平高的一些人食用主要为动物性蛋白、低脂肪标准饮食，另一些人食用主要以黄豆为来源的植物性蛋白饮食，3个星期后互换食谱。结果发现，食用黄豆饮食的人降低了20%的血清胆固醇浓度。但停止黄豆饮食后，胆固醇水平又开始上升。实验证明，食用黄豆比调整饮食中蛋白质和脂肪成分的效果要好，因而提示黄豆蛋白质对胆固醇有特殊作用。有报道：各种植物油中，豆油的营养价值为最高，降低胆固醇的作用最佳。

黄豆性味甘、平，具有健脾益胃、润燥消水的功效，梁代《名医别录》说黄豆可以"逐水胀，除胃中热痹，伤中淋露，下瘀血，散五脏结积内寒"等。明代李时珍说黄豆有"治肾病，利水下气，治诸风热，活血，解诸毒"的功用。适用于疳积泻痢、腹胀羸瘦、妊娠、中毒、疮痈肿毒、外伤出血等疾病患者食用。

用黄豆制成的豆腐、豆浆、豆腐渣、腐浆锅巴等，除食用外，均可作药用。豆腐味甘、咸，性平，有宽中益气、清热散血、消胀利水的功用，适用于痰火吼喘等症。

一、食疗

1. 防治感冒　黄豆1把，干香菜（南方人称芫荽）3克（或葱白3根），白萝卜3片，水煎温服。或黄豆1把，干香菜3克，水煎服。

2. 有机磷农药中毒　甘草250克，黄豆适量，滑石粉60克，甘草煎成液，冲滑石粉搅匀，将黄豆浸泡捣成浆，加入液内，待澄清后，给患者服下或灌下。

3. 腹泻　黄豆皮烧炭研末，每服10克，每日2次，开水送服。

4. 习惯性便秘　黄豆皮20克，水煎，分3次服。

5. 肺痈　黄豆适量捣烂取汁，加热后冲入白糖少许服用，每次

100 毫升，每日早晚各 1 次。

6. 胃痛　黄豆 30 粒，花椒 60 个。水煎服。可治因食用柿子或其他生冷食物引起的胃腹痛。

7. 单纯性甲状腺肿大　昆布、海藻各 30 克，黄豆 200 克，共煎汤服食，服用时可加少许盐或白糖，胃寒者忌服。

8. 癫痫轻发作　黄豆 500 克，胡椒 6 克，地龙 12 克。加水 2500 毫升，煎至水干为度。去胡椒、地龙，吃黄豆，每日 2 次，每次 15 粒。

9. 盐卤中毒　生黄豆 500 克，打碎，加水 3 碗，搅拌去渣服之。生黄豆、绿豆各 250 克，研末，加水 1 碗，搅匀澄清，去渣饮服。

10. 奶水不足　黄豆 500 克，王不留行（炒）30 克。水煎，吃豆喝汤。或赤小豆、花生仁、黄豆各等量煮汤食用。

11. 下肢溃疡　鲜豆腐渣适量，先将患处用淡盐水洗净，将豆腐渣敷患处，每天换 1 次，消肿后，疮面可撒些消炎药粉。

12. 疖肿疔疮　黄豆 60 克，放水中浸软，加白矾少许共捣烂如泥，外敷患处。

13. 黄水疮　生黄豆 13 粒，生杏仁 7 个，用瓦焙干，共研细末，香油调匀，敷患处。

14. 烧烫伤　鲜豆腐 2 份，白糖 1 份，共捣烂混匀敷患处。

15. 脚气　黄豆 200 克，洗净捣烂，用开水冲泡，然后倒入脸盆，洗双脚。

16. 脚后跟痛　黄豆根 500 克，加水煎汤，趁热洗烫患处，每日 1 次，3 ~ 4 次见效。

17. 缺铁性贫血　黄豆、猪肝各 100 克，先煮黄豆八成熟，再入猪肝共煮熟，1 日 2 次分食。连服 3 周。

18. 支气管哮喘　豆腐 500 克，饴糖 60 克，生萝卜汁 1 酒杯，混合煮沸。一日 2 次分食。

19. **大便下血**　鲜豆腐渣，于锅中炒焦，研细，以红糖水送服，每服 10 克，每日 2 次。

20. **小儿吃土**　豆面、砂糖和为丸，如衣扣大，每服一丸，米汤送下。

21. **中老年人精神萎靡、体倦乏力**　豆粉、白糖适量，瘦猪肉 120 克，麻雀 5 只，黄酒 1 菜匙。麻雀洗净去头、脚，肉斩块；猪肉洗净剁至半碎时入雀肉同剁成泥。放碗内加入豆粉、豉油、白糖、盐、黄酒拌匀，做成糊饼，蒸熟食用。

22. **肾虚精少**　黄豆 200 克，羊脊骨 1 具，剁碎。肉苁蓉 30 克，菟丝子 3 克。羊脊骨剁碎，肉苁蓉、菟丝子以纱布包扎，加水适量，共煎煮后服用。

23. **肾虚劳损、腰膝无力疼痛**　黄豆、粳米各 100 克，猪肾 1 对，苹果 6 克，陈皮 3 克。先将猪肾去脂膜，切小块，陈皮去白，同苹果煮成汁，入酒少许，下米成粥，空腹食之。

24. **久病后小便失禁**　黄豆 60 克，鲜山药 50 克，大枣 10 克，猪肉适量，上四味共炖服食。

二、禁忌

1. 不宜多食炒熟的黄豆。吃整粒的黄豆，特别是炒黄豆，蛋白质消化率较差，只有 60% 左右。因为黄豆蛋白质被包在厚厚的植物细胞壁里，牙齿咀嚼不能充分粉碎细胞壁，肠消化液难以完全接触蛋白质而消化。煮食整粒黄豆时便很难消化，常有"完谷不化"现象，炒食消化更难，还容易导致腹泻。据测定，黄豆炒着吃，其蛋白质消化率仅达 50%；整粒煮熟吃，蛋白质消化率为 65.5%；而做成豆腐食用，其蛋白质消化率可达 92%~96%。因此，食用大豆（黄豆），最好加工成豆腐、豆浆、腐竹、素鸡、豆豉等豆制品后再吃。

2. 对黄豆过敏者不宜食用。黄豆每百克含蛋白质近 40 克，异性蛋白进入人体易引起或加重过敏者的变态反应（过敏反应）。

3. 肾功能衰竭、氮质血症者不宜多食。黄豆含蛋白质量甚高，多食可能加重肾衰竭及氮质血症患者的负担而加重病情。

4. 食积腹胀者不宜食用。食积腹胀宜消食除胀，不宜补益致使气壅，本品《本草求真》说："熟而气不泄""甘壅而滞。"食黄豆后可使食积腹胀更为加重。

5. 感冒初期不宜食用。感冒初期邪气正盛，治当祛邪不应补气，本品味甘补益，食之将资助邪气，容易使病邪化热入里。

6. 服用四环素类药物时不宜食用。服用四环素类药物忌食含钙多的食物，因为食物中的钙能与药物结合成一种牢固的组合物，破坏食物中的营养，降低药物的杀菌作用，达不到治疗效果，本品含钙较高，放不宜食用。

7. 服用红霉素、甲硝唑、西咪替丁（甲氰咪胍）时不宜食用。食物的钙镁离子能延缓或减少红霉素、甲硝唑、西咪替丁等药的吸收，本品含丰富的钙离子，食用后能降低以上药物的疗效。

8. 服用左旋多巴时不宜食用。左旋多巴是防治肝昏迷促中枢神经递质形成药，高蛋白食品能影响该药的吸收。本品含蛋白较高，故服左旋多巴时不宜食用。

9. 煮食时不宜加碱。黄豆煮食时加碱，能使黄豆中的维生素破坏速度加快，使营养成分降低。

10. 肾炎患者不宜多食豆腐丝、豆腐片等黄豆制品。豆腐丝或豆腐片中含盐量较高，多食可以加重肾脏负担，甚至造成钠潴留导致重度水肿。

11. 不宜食用霉烂变质的黄豆及其制品，黄豆是不易感染黄曲霉菌的食品，但霉变的黄豆可能含有其他毒素，当用含有霉粒的油料榨油时，油中也可混入毒素，食用霉烂变质的黄豆或豆制品容易损害肝脏或导致癌症。

12. 食用时不宜加热时间过短。生黄豆中含有几种对人体有害的物质，如胰蛋白酶抑制物、红细胞凝集素等，胰蛋白酶抑制物能抑制胰蛋白酶的消化作用，使黄豆中的蛋白质难以消化分解成人体可吸收的各种氨基酸。但是，这些有害物质都怕热，由于加热程度提升和食用方法的不同，这些物质可遭到不同程度的破坏，并能提高黄豆营养成分的利用程度。长时间的加热才可破坏黄豆中的胰蛋白酶抑制素，加热时间过短，则这些胰蛋白酶抑制素难以被破坏。

13. 服用铁制剂时不宜食用。服用铁制剂时忌食含钙、磷多的食物，因为这些成分能影响铁制剂的吸收，大豆每百克含钙367毫克，食用必然降低铁制剂的吸收。据报道，黄豆蛋白质摄入过多，能抑制正常铁吸收量的90%，从而导致缺铁性贫血，出现不同程度的头晕、疲倦、面色苍白，唇、甲色淡等贫血症状。

14. 服氨茶碱等茶碱类药时不宜食用。服用茶碱类药时，忌食高蛋白食品，因高蛋白食品能降低茶碱类药的疗效，而本品为含高蛋白食品。

15. 不宜过量食用。本品虽营养丰富，然多食也可造成一定的危害。《本草求真》说："用补则须假以炒热，然必少食则宜，若使多服不节，则必见有生痰壅气动嗽之油弊矣"。《本草纲目》说黄豆"多食令人身重，发面黄疮疥"。

🧑‍🍳 豆 豉

豆豉是由黑大豆或黄大豆为主要原料，利用曲霉或者细菌蛋白酶的作用，分解大豆蛋白质，后加盐、加酒、干燥等方法，抑制酶的活力，延缓发酵过程而制而成的调味品。豆豉的种类较多，黑豆加工制成的为黑豆豉，黄豆加工制成的为黄豆豉；按口味可分为咸豆豉和淡豆豉；药用的豆豉是大豆的外皮。

豆豉主要含蛋白质、脂肪、蛋白质、B族维生素、维生素C及钙、磷、铁等矿物质。

豆豉中还含有很高的尿激酶，尿激酶具有溶解血栓的作用，它可直接作用于机体内源性纤维蛋白溶解系统，能催化裂解纤溶酶原成纤溶酶，纤溶酶不仅能降解纤维蛋白凝块，亦能降解血液循环中的纤维蛋白原，发挥溶栓的作用。尿激酶对新形成的血栓起效快、效果好。

豆豉中所含的营养成分可以改善胃肠道菌群，常吃豆豉可帮助消化、调节消化系统的功能、预防消化系统疾病、也有一定程度预防癌症作用。

豆豉还可以解诸药毒、食毒、提高肝脏解毒（包括酒精毒）功能。

中医认为豆豉性苦、寒，味辛、甘。入肺、胃经。具有清热解表、清心除烦、清热解毒、退乳等作用。主要用于治疗感冒、心烦不眠、痢疾、血尿、乳胀、丹毒、口舌生疮、中风失语等病症。

一、食疗

1. 感冒　豆豉（大豆外皮）12 克，大葱 15 克，生姜 3 片，水煎服，每日 2 次。

2. 风热头痛　豆豉（大豆外皮）12 克，蔓荆子 10 克，薄荷 10 克，水煎服。每日 2 次。

3. 心烦不眠　豆豉（大豆外皮）15 克，栀子 9 克，水煎服。每日 2 次。

4. 血尿　豆豉（大豆外皮）30 克，小蓟 10 克，水煎服。每日 2 次。

5. 痢疾

（1）淡豆豉（大豆外皮）25 克，水煎服。每日 2 ~ 3 次。

（2）淡豆豉、大蒜头各 15 克，混合捣烂，每日 2 次。

6. 孕妇胎动不安　豆豉（大豆外皮）10 克，白术 10 克，黄芩 10 克，水煎服。每日早晚各 1 次。

7. **药物中毒** 豆豉（大豆外皮）、绿豆芽适量，水煎服。得吐即愈。

8. **慢性胃炎** 黄豆豉（大豆外皮）、猪血各 250 克，共煮食。每日 1～2 次。

9. **中风失语** 豆豉适量，水煎取汁，加白酒少许温服。每日 2 次。

10. **乳胀** 豆豉 60 克，加麻油，与米饭同炒而食；或豆豉 50 克，水煎，一半内服，一半洗乳房。每日 2 次。

11. **口舌生疮** 豆豉（大豆外皮）30 克，取一半浓煎口服，另一半烘干研末，撒涂患处。每日数次。

12. **马肉中毒** 豆豉（大豆外皮）25 克，杏仁 15 克，水煎服。每日 2 次。

13. **误食鸟兽肉中毒** 豆豉（大豆外皮）、绿豆芽适量，水煎服。得吐即愈。

14. **小儿丹毒** 豆豉（大豆外皮）炒焦，香油少许调敷患处。

15. **阴茎生疮** 豆豉 1 份，蚯蚓腹中湿泥 2 份，水调和涂患处，干后即换，禁食韭菜、蒜。

16. **脾虚食少** 五花猪肉、黑豆豉各适量。先将肉煮八成熟，放入葱、姜等佐料，后上糖色，存放 1 天，待卤汁浸透再吃。可健脾补气、增进食欲。

二、禁忌

1. 脾胃虚寒吐泻者不宜服食。大豆皮制成的豆豉性寒凉清泻，是中药清热除烦之药，对虚热心烦之症适宜，脾胃虚寒吐泻食用将会加重病情，故不宜服食。

2. 马钱子中毒后不宜食用。豆豉性升散有涌吐作用，可解药物中毒，但本品药性寒凉如附子、肉桂等热药所致中毒适宜，马钱子药性苦寒，用本品解毒，将会增强毒性。

绿　豆

绿豆又名青小豆，李时珍盛赞为"济世良谷""食中要物""菜中佳品"。主要含碳水化合物、磷、钙、铁、铁、胡萝卜素、蛋白质、脂肪和维生素 A、维生素 B_1、维生素 B_2 等营养成分。其中每百克中含蛋白质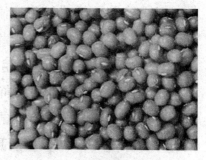
23.8 克、钙 80 毫克、磷 360 毫克、铁 6.8 毫克。绿豆既可做豆粥、豆饭、豆酒，也可磨成面，澄滤取粉，作饵顿糕、粉皮等，亦可水浸生芽做菜。

一、主要作用

（一）对心血管系统的作用

绿豆有较明显的降脂作用。动物实验研究表明，绿豆对实验性高脂血症兔血脂（总胆固醇及 β 脂蛋白）的升高有预防及治疗作用，进而明显减轻冠状动脉病变。研究还发现，绿豆中含有的植物甾醇结构与胆固醇相似，植物甾醇与胆固醇竞争酯化酶，使之不能酯化而减少肠道对胆固醇的吸收、并可通过促进胆固醇异化和（或）在肝脏内阻止胆固醇的生物合成等途径使血清胆固醇含量降低。

从绿豆营养成分分析，其有较好的改善血液循环作用。现代营养学研究资料表明，每 100 克绿豆含维生素 E 高达 11.55 毫克，维生素 E 对心脑血管均具有较强的保护作用。绿豆中还含有丰富的微量元素铁、锰、锌、铜、硒等，不仅可增强血细胞的活力，而且可改善循环血液中的黏滞度，使血液循环的阻力降低，从而起到维持正常血液循环的作用。

绿豆中含的营养成分中，每 100 克绿豆可食部位含蛋白质 21.5

克，是大米所含蛋白质约 3 倍，含碳水化合物也远比黄豆高，且主要以淀粉的形式存在，绿豆所含脂肪量很少。绿豆每 100 克含钾量达 795 毫克，含钠量达 30 毫克，而且 K 因子高，大大超过 K 因子 ≥10 降压有效的界定范围。国内外医学者都一致认为，绿豆具有很好的降压作用，实属高血压患者有益食品。

（二）抗病原微生物作用

绿豆中所含成分有直接抑菌作用。实验证实，绿豆外皮提取液对葡萄球菌有抑制作用。根据研究报道，绿豆所含的单宁成分可凝固微生物原生质，产生抗菌活性。绿豆中所含的黄酮类化合物、植物甾醇等生物活性物质也有一定程度的抑菌、抗病毒作用。

绿豆所含众多活性生物如香豆素、植物甾醇、生物碱等可以增强机体免疫功能，增加吞噬细胞的数量或吞噬功能，起到间接抗病原微生物作用。

（三）抗癌作用

据研究报道，绿豆配合甘草与抗癌化学药物同用，能减轻抗癌药物的毒副作用，癌症病人伴有感染发热者服食尤为适宜。经常食用绿豆可改善肠道菌群，减少有害物质的吸收，预防消化系统癌症。

实验研究发现，绿豆对实验动物小鼠肺癌与肝癌有一定的预防作用。从绿豆中提取的苯丙氨酸氨解酶对小鼠白血病细胞及人体白血病细胞均有明显抑制作用，随酶剂量增加和作用时间延长，抑制效果明显增加。

（四）抗衰老作用

绿豆所富含的维生素 E 可有效对抗自由基，抑制过氧化脂质生成，祛除黄褐斑，有延缓衰老的作用。绿豆还是提取植物性超氧化物歧化酶的良好原料。超氧化物歧化酶，别名肝蛋白，简称 SOD，是一种源于生命体的活性物质，能消除生物体在新陈代谢过程中产生的有害物质。对人体来说，不断地补充 SOD 具有抗衰老的特殊效果。

（五）解毒作用

绿豆自古以来就是良好的解毒之物。绿豆中含有丰富的蛋白质，生绿豆水浸磨成的生绿豆浆蛋白含量颇高，内服可保护食入有毒物质时被侵害的胃肠黏膜。绿豆蛋白、鞣质和黄酮类化合物等成分可与有机磷农药、汞、砷、铅化合物结合形成沉淀物，使之减少或失去毒性，不易被胃肠道吸收。

（六）其他作用

实验表明，绿豆中的鞣质有局部止血和促进创面的作用，因而对各种烧伤有一定的治疗作用。

高温出汗可使机体因丢失大量的矿物质和维生素，导致内环境紊乱，绿豆含有丰富无机盐、维生素。在高温环境中以绿豆汤为饮料，可以及时补充丢失的营养物质，以达到清热解暑的治疗效果。

绿豆所含磷脂中的磷脂酰胆碱、磷脂酰乙醇胺、磷脂酰肌醇、磷脂酰甘油、磷脂酰丝氨酸和磷脂酸有增进食欲作用。

绿豆淀粉中含有丰富的低聚糖，这些低聚糖因人体胃肠道没有相应的水解酶系统很难被消化吸收，所以绿豆提供的能量值比其他谷类食物低，对于肥胖和糖尿病患者有一定的辅助治疗的作用。

用补体致敏作用于免疫功能低下动物实验中发现，绿豆可以抑制环磷酰胺诱发的小鼠红细胞功能低下的作用。

中医认为绿豆性味甘、寒，入胃、心、肝经。具有清热解毒、消暑止渴的作用，《本草备要》说："绿豆甘寒，清热解毒，利小便，止消渴，治泻痢"。《随息居饮食谱》说："绿豆甘凉，煮食，清胆养胃，解暑止渴，利小便，止泻痢"。明代李时珍说：绿豆"肉平皮寒，解金石、砒霜、草木一切诸毒"，并说："解金石砒霜草木一切诸毒，宜连皮生研水服"。孟洗说：绿豆"补益元气，和调五脏，安精神，行十二经脉，去浮风，润皮肤；煮汁止消渴"。

按《夷坚志》云："有人服附子过多，头肿如斗，唇裂血流，急求绿豆、黑豆各数合嚼食，并煎汤饮之，乃解也"。《本草用法研究》说："毒邪内炽，凡脏腑经络皮肤脾胃无一不受毒扰，凡一切痈肿等症，无不用此奏效"。适用于痈肿疮毒、巴豆及附子中毒、暑热烦渴、丹毒、热痢、小便不利、水肿腹胀、诸药中毒、烦躁闷乱、渴而呕吐、烫伤等症患者食用或外用。碰伤、击伤、撞伤导致的红肿瘀血，民间用绿豆粉、鸡蛋清调敷患处，可以很快消肿止痛。

在我国民间，历来有用绿豆防治疾病的习惯。"三夏"期间上了火，有了热，把绿豆淘洗干净，下锅加水，大火煮开，而后将汤放冷备用。人们在劳动之余，汗流浃背之时，喝上一碗甘凉可口的绿豆汤，不但能清热去火，而且能消暑止渴，顿时会觉得汗消热解、浑身爽快。所以，人们常把绿豆汤、绿豆茶做为清凉饮料。熬夜上火，害了火眼，喉干肿痛，大便燥结，人们也用喝绿豆汤的办法来解除。但绿豆汤煮法有些学问，明代养生学家高谦在所著的《遵生八笺》中说："解暑，绿豆淘净，下锅加水，大火一滚，取汤停冷色碧食之，如多滚则色浊，不堪食矣"。提示绿豆汤不适合久煮至极烂，混浊则解暑清热功效减弱，此说值得参考。

绿豆皮，即绿豆的青色外衣，中医学称为绿豆衣，味甘性寒。清热解毒之功，皮胜于豆，故药用时多以绿豆皮代之，特别是用于眼病，有明目退翳的作用。绿豆花、绿豆叶，也有清热解毒的作用。

绿豆的常用量为 15~30 克，打碎或研粉用；绿豆皮常用量为 6~12 克。

二、食疗

1. 流感　绿豆 30 克（捣碎）、茶叶 9 克（装稀布包中）。加水 500~1000 毫升，煎成半碗（250~500ml），去茶叶包，加红糖适量服。

2. 感冒

（1）绿豆 20 克、冰糖 30 克、白菜根 4 个，绿豆白菜根水煎取浓汁，加冰糖后趁热服用。

（2）绿豆 30 克、麻黄 9 克。水煎，趁热服。出汗即愈。

3. 高血压　中老年高血压病患者，经常服食以绿豆及其制品烹调成的茶、汁、粥、羹、糊、饮、汤、肴等，对降低血压均有辅助作用。

（1）绿豆、猪苦胆适量，用绿豆装满猪苦胆，挂起待干。每次服绿豆 10 粒，开水送服，每日服 3 次，7 天为 1 个疗程。

（2）绿豆皮适量，干燥后装入枕芯，再加些干菊花，即为"绿豆枕"。枕之有清火、明目、降血压之效，并治天行痘疮。

（3）绿豆 150 克，粳米 50 克，薏苡米 15 克，白糖 10 克。先将绿豆拣杂，洗净后放入砂锅，加水煨煮至熟烂，备用。再将粳米、薏苡米淘净，入锅，加水大火煮成稠粥，粥将成时，调入绿豆糊，白糖拌和均匀即成，早晚 2 次分服。

（4）绿豆 100 克，赤小豆 50 克，白糖 30 克。先将绿豆、赤小豆分别拣洗干净，同入砂锅，加水适量，大火煮沸后，改用中火煨煮至熟烂呈开花状，以湿淀粉调芡成糊，停火。加入白糖，拌和均匀即成。早晚 2 次分服。

（5）绿豆 100 克，橘子皮、山楂各 20 克，红枣 15 枚、白糖 10 克。先将橘子皮、山楂、红枣洗净，放入温开水中浸泡片刻，橘子皮、山楂切碎，红枣去核，备用。再将绿豆淘净，放入砂锅，加水适量，煨煮至熟烂，加入红枣，继续以小火煨煮 30 分钟，加入白糖即成。早晚 2 次分服，饮汤，同时嚼食绿豆、红枣。

（6）绿豆 60 克，带皮香蕉 2 根、白糖 20 克。先将香蕉外皮反复洗净，除柄蒂后，连香蕉皮切碎，搅碎过滤取汁，放入杯中备用。将绿豆淘净后，放入砂锅，加水适量，大火煮沸后，离火，兑入白糖稍煮 10 分钟，待凉，取绿豆汤汁，调入香蕉汁液中，拌匀即成。早晚 2 次分服。

4. 预防麻疹　绿豆 30 克、金银花 15 克、鲜茅根 30 克。加水 1000 毫升，煎成半碗 500 毫升，分 3 次服，一日服完，连服 3 日。

5. 缺铁性贫血　红枣绿豆各 50 克，加 1000 毫升水共煮，待绿豆开花时加入红糖适量，略煮一下，候温饮下，每日 1 剂。

6. 麻疹合并肠炎　绿豆皮 10～30 克煎水，加白糖，冲服。

7. 预防及治疗中暑

（1）绿豆 60 克，加水适量，煎汤代茶饮。

（2）绿豆、金银花各等量煎水当茶饮。

（3）绿豆适量，煮绿豆捣成豆泥加白糖饮服。

（4）绿豆 60 克，鲜丝瓜花 8 朵，清水 1000 毫升，先煮绿豆，然后捞出，再入丝瓜花煮沸，温服汤汁。

8. 肝炎、胆囊炎

（1）猪肝 3 块，绿豆 12 克，陈玉米 100 克。同水煮粥食。用于慢性肝炎。

（2）新鲜猪苦胆 1 个，绿豆 100 克，将绿豆放入猪苦胆中，用细绳将口扎好，挂于通风阴凉处风干。成人每次服绿豆 15～20 粒，小儿每服 10 粒，每日服 2～3 次，服用数次，可痊愈。

（3）绿豆 500 克，鸡内金 10 克，猪胆 4 个。将猪胆汁调绿豆面为丸，如绿豆大，每次 6～9 克，每日 3 次，服完为止。用于肝硬化腹水。

（4）绿豆粉 80 克，猪胆汁 120 克，拌匀晾干研末，每服 6 克，每日 2 次。用于慢性胆囊炎。

9. 痢疾

（1）新鲜猪胆汁 100 毫升，绿豆粉 500 克，猪胆汁加入绿豆粉混合搅拌，成人每次 6 克，儿童每次 0.9 克，每日服 3 次。

（2）绿豆 2/3，白米 1/3，将猪肠洗净，把浸过水的绿豆、糯米放入猪肠内（猪肠内要有少许水，以便绿豆和糯米发开），两端用线扎紧，用瓦罐加水煮2小时后即可服食。用于湿热下痢、便血，亦可用于痔疮初起、脱肛等病。

10. 上吐下泻

（1）绿豆粉、荜澄茄各6克，共研细面，每服1.5克，温酒送下。

（2）绿豆、黄花菜、大枣各适量，水煎服。

（3）绿豆500克，猪胆4个，用胆汁调绿豆面为丸如豆大，每次6克，每日3次。

（4）绿豆、赤小豆、黑大豆各150克，甘草节60克，水400毫升，煮极熟，任意食豆饮汁，疗效极佳。

（5）绿豆1把（约30克），灶心土（如枣大）一块。共研末，用冷开水一碗，搅匀澄清，去渣，徐徐服下。

11. 泄泻

（1）绿豆60克，车前子30克，水煎服。

（2）绿豆、白胡椒各30克，共为末，每次服3～5克，每日3次，开水送服。

12. 恶心

（1）绿豆100粒，白胡椒10粒，共研细末，沸水泡服。

（2）绿豆、冰糖各16克，水煎服。

13. 糖尿病 绿豆煮汁，熬粥食。

14. 尿道炎 绿豆芽500克，绞汁冲白糖服。

15. 老人排尿涩痛、不净

（1）绿豆300克，桂皮60克，水煮成豆粥，加入芝麻酱汁150克，空腹食之，并饮其汁。

（2）绿豆60克，猪肝尖45克，粳米100克，先将绿豆加清水适量煮烂，再加入粳米和切碎的猪肝共煮成粥，分2次趁热服完。用于水肿、小便涩痛。

16. 慢性肾炎水肿 绿豆50克，大米100克，鲜猪肝100克。

前二味煮粥至烂熟，入切碎的猪肝，熟后不加盐或低盐调味服食。可经常食用。

17. 下肢溃疡　绿豆250克，研末，用桐油调成膏，摊布上贴患处，2~3日换1次。

18. 创伤　将绿豆粉炒黄，研为细末，用温开水洗净伤口，将绿豆粉用好醋调成软膏，摊在布上贴患处，如无感染，7日可愈。

19. 痈疽疔肿

（1）将绿豆粉以凉开水调和敷患处，隔日换药1次。

（2）绿豆粉30克，鸡蛋清各适量，将绿豆面调成糊状，贴在疮上。

（3）绿豆粉15克，甘草3克，金银花25克，水煎服。

20. 疮疖初起　绿豆、赤小豆等量，研末，用醋调成糊状，敷患处。

21. 湿疹　绿豆粉内加冰片少许，撒患处，每日1~2次，数次可愈。

22. 烫伤　绿豆皮30克，炒黄，加冰片少许，共研细末涂患处。或绿豆粉30克，鸡蛋清适量，调和敷患处。

23. 腮腺炎

（1）绿豆160克，黄豆80克，红糖120克，入水共煮至烂熟，常食有效。

（2）白菜心3个，绿豆100克，先将绿豆煮成稀粥，然后放入白菜心再煮，每日2次，1日内服完，连服5天。

24. 乳疮初起　绿豆淀粉、血余炭面各30克，水调糊状，敷于患处。

25. 痤疮　绿豆粉温水煮成糊状，睡前洗净涂抹患部，次晨洗净，连敷20天。

26. 接触性皮炎　绿豆60克，薏苡仁30克，白糖适量，绿豆、薏苡仁加水煮烂，加入白糖，连汤一次服完，直到治愈。

27. 皮肤瘙痒　绿豆粉炒黄，香油调敷患处。

28. 盐卤中毒　生黄豆、绿豆各 250 克，研末，加水 1 碗，搅匀澄清，去渣饮服。

29. 服巴豆及中药热性药物中毒　绿豆 250 克，加清水煮绿豆汤冷服，良效。

30. 砒霜中毒、水银中毒　绿豆粉 125 克，鸡蛋清 5 个，调和服下。或绿豆连皮生研为末，清水送服。

31. 666 中毒　绿豆、黄豆各 125 克，共捣碎，加米泔水服下。

32. 有机磷农药中毒、食物中毒　绿豆 4 份，甘草 1 份，水煎，大量灌服。

33. 煤气中毒恶心、呕吐　绿豆粉 30 克，开水冲服。

34. 酒精中毒（醉酒）　绿豆花适量煎汤服下。

35. 小儿丹毒　绿豆 15 克，大黄 6 克，为末，用生薄荷汁加蜂蜜调涂。

36. 小儿下痢　绿豆 3 粒，胡椒 3 粒，巴豆 10 粒，布包捶细，加枣肉 2 枚，捣烂如泥，贴在肚脐上。痢止后去掉敷药。

37. 小儿水痘　绿豆 100 克，加水 500 毫升，服汤代茶饮，服用时可加入白糖适量。

38. 小儿高热不退　绿豆 125 克（研粉），鲜鸡蛋 1 个。将绿豆粉炒热，用蛋清调和，捏成小饼贴胸部。3 岁左右患儿敷 30 分钟，不满 1 岁者敷 15 分钟取下。

39. 小儿吐乳　绿豆粉 15 克，鸡蛋清 2 个，绿豆粉用蛋清调匀，腹泻者敷于足心，呕吐者敷于囟门，1～3 次见效。

40. 小儿脐烂　绿豆粉、茶油等量，和匀敷在脐上。

41. 小儿赤白痢　绿豆粉 3 粒，白胡椒 3 粒，大枣 1 个去核，共捣敷脐上，胶布贴封，次日再换，2～3 次见效。

42. 催乳　绿豆、红糖适量，煎汤代茶饮。

43. 乳痈初起　绿豆淀粉与血余炭面（人发烧灰）各 30 克，

加水调成糊状，敷于患处。

44. 经期便血　绿豆 90 克，糯米 60 克，猪肠 1 段（50～60 厘米）。将猪肠用食醋洗净，绿豆、糯米用水浸 2～3 小时，加少许精盐、味精，灌入肠内，两端用线扎紧，放入砂锅中文火煮 24 小时，熟后切片服用。

45. 目翳

（1）绿豆皮、白菊花、谷精草各等份，研为细末，每服 3 克。

（2）绿豆衣适量，干柿饼 1 枚，粟米泔水 1 盏，同煮后食柿，每日 3 次。

三、禁忌

1. 服温热药物时不宜食用。绿豆寒凉清热，食用可降低温热类中药的治疗效果。

2. 慢性胃炎、慢性肝炎、甲状腺功能低下者不宜多食。绿豆的寒凉之性能伤阳伐胃，多食容易加重消化系统慢性疾病及内分泌功能低下患者的病情。故慢性胃炎等病不宜食用。

3. 疮疡溃后久不收口的患者不宜多食。疮疡溃后难敛属正气不足，应补益气血，托里生肌，忌食寒凉伤正的食物。绿豆寒凉伤阳，不利疮疡的愈合，故不宜食用。

4. 服用四环素类药物时不宜食用。服用四环素类药物时不应进食含钙多的食物，因食物中的钙能和四环素类药物形成难溶性络合物，既影响药物杀菌作用，又会破坏食物中的营养。绿豆为含钙多的食物，故不宜食用。

5. 服西咪替丁（甲氰咪胍）、甲硝唑、红霉素时不宜食用。服西咪替丁时不宜食用钙、镁离子含量高的食物，绿豆含钙离子较多，同时服用西咪替丁能延缓或减少药物的吸收。

6. 服用铁制剂时不宜食用。绿豆中丰富的磷元素能和铁制剂结合，降低铁剂的吸收，故服铁剂时不宜食用。

7. 煮食时不宜加碱。煮食时加碱可破坏绿豆中所含的维生素等营养成分，使营养价值降低。

8. 老人、病后体虚者不宜多食。绿豆甘寒养阴清热，热病后气阴两伤，适量食用有益于康复，多食则伤阳伐气，反而影响健康。

赤小豆

赤小豆又名赤豆、红饭豆、红小豆、红豆、饭赤豆、野赤豆，以赤褐色、硬、小的为好。赤小豆的营养成分比大豆稍差，主要含有碳水化合物、蛋白质、脂肪、磷、钙、铁、铝、铜、烟酸、胡萝卜素、硫胺素、烟酸皂素、核黄素等成分。

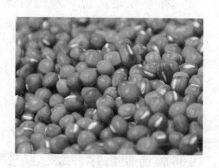

一、主要作用

（一）利水消肿作用

赤小豆含有较多皂角苷，该成分有良好的利尿作用，能清除体内毒素和多余的水分，促进血液和体液新陈代谢，起到消除水肿作用，可用于治疗肾脏性水肿、心源性水肿、肝硬化腹水、脚气病水肿及营养不良、炎症等多种原因引起的水肿。外用可治疗疮疡肿毒。

（二）预防和治疗骨质疏松

骨质疏松症是老年的常见病，疾病的发生原因是人体破骨细胞的功能超过了成骨细胞，使骨质变得疏松所致。每 100 克赤小豆中含蛋白质约 21.6 克、钙 76 毫克、磷 386 毫克、铁 4.5 毫克，这些营养成分利于骨质的形成和生长，经常食用赤小豆，有较好的预防骨质疏松作用。

最近研究发现，赤小豆皮所含的多酚类成分是改善骨质疏松症的主要成分。国外食品和农业研究人员利用赤小豆皮中所含多酚成分预防骨质疏松症并改善其症状的原理的研究中还发现，如果用赤小豆烹制的带色红豆糯米饭或赤小豆豆馅，多酚能够被顺利摄取，这对骨质疏松症患者是一个福音。

（三）通乳生乳

赤小豆是富含叶酸的食物，产妇、乳母多吃红小豆有催乳的功效。故经常食用赤小豆，对产妇体弱乳少者有通乳汁、补身体、促康复的功效。

（四）降脂减肥

赤小豆含有丰富的膳食纤维，可促进肠蠕动，吸收脂肪，清理身体内长期瘀积的毒素，赤小豆所含的皂苷类成分能利水排毒，故可润肠通便治疗便秘，降脂减肥，现已成为减肥者的主要食品之一。

（五）其他作用

赤小豆具有良好的扩张毛细管、降低血黏度、改善微循环作用，且能利水降脂，故是降血压的主要食品。高血压兼有水钠潴留，眼睑水肿者食用赤小豆比较适宜。

有研究报道，赤小豆具有抑癌抗瘤，延缓和抑制癌细胞生长、扩散，使癌细胞退化、萎缩的作用。

赤小豆所含的蛋白质、微量元素等成分，有利于增强机体的免疫功能，提高抗病能力。

赤小豆还有调节血糖的作用。

中医认为，赤小豆性味甘、酸、平，具有利水消肿、利湿退黄、解毒排脓、健脾止泻等作用，本品入药最早载于《本草经》：赤豆可以"下水肿，排痈肿脓血"。张仲景在《伤寒论》《金匮要略》中运用赤小豆与其他药物配伍创制了"瓜蒂散""麻黄连翘赤小豆汤""赤小豆当归散"等方剂，从而扩大了它的应用范围。

李时珍称红小豆为"心之谷"，其功用为"律津液，利小便，消胀，除肿，止吐"，并治"下痢肠溢，解酒毒，除寒热痛肿，排脓散血，而通乳外⋯⋯"。适用于心源性、肾源性水肿，肝硬化腹水，脾虚病浮肿，缺乳，脚气，黄疸，痈肿丹毒，风疹者食用或外用。《药性本草》载，赤小豆"治热毒，散恶血二，捣末，同鸡子白，涂一切热毒痈肿，煮汁，洗小儿黄烂疮，不过三度"。李时珍《本草纲目》载："和鲤鱼、鲫鱼、黄雌鸡煮食，并能利水消肿"。

用赤小豆治疗水肿疾病，因其药性平缓，多用、连用，方可奏效。用药时还应注意，赤小豆与相思子二者外形相似，均有"红豆"之别名。相思子产于广东，外形特点是半粒红半粒黑，曾有误把相思子当作赤小豆服用，引起中毒者，配方时应注意区分，不能混淆。

二、食疗

1. 水肿

（1）赤小豆125克，大蒜数枚，生姜9克，水煎服。

（2）赤小豆60～90克，冬瓜250克，加水煮至烂熟，分3次服食。

（3）赤小豆、大枣、花生米共煮常服。

（4）赤小豆50克，煎煮后饮汤，食赤小豆，甚效。

2. 肝硬化腹水　赤小豆500克，白茅根1把，水煮食豆，以消为度。

3. 肝脓肿　连翘9克，当归12克，赤小豆12克，水煎，饭后服。

4. 胃痛　赤小豆60克，当归15克（炒），煎汤内服。每日早晚各1次。

5. 烦热口渴　赤小豆叶适量，水煎当茶饮。

6. 吐血　赤小豆、芋头花各30克，炖猪肉或腊肉服食。

7. 呃逆　新鲜猪苦胆1个，赤小豆20粒，将赤小豆放入猪苦胆中，用细绳将口扎好，挂于通风阴凉处风干后研成细末，装瓶备用。每次服赤小豆2克，每日2~3次，对顽固性呃逆有效。

8. 肛裂出血、痔疮便血　赤小豆500克，醋或酒1000毫升，赤小豆煮熟晒干，再浸至酒尽，研为末，酒服3克，日服3次。

9. 痈肿、扭伤、血肿

（1）赤小豆适量研粉，调换蜜成膏状（无蜜，水也可），外敷患处。

（2）赤小豆适量研末，以水调敷患处，可治一切肿毒，有消肿排脓的功效。

（3）赤小豆适量捣末和鸡蛋清，治一切热毒痈肿。

（4）赤小豆适量，煮汁洗患处，治疗小儿黄烂疮。

10. 腮腺炎　赤小豆适量，研末，用醋或鸡蛋清调敷患处。

11. 丹毒　赤小豆适量，研为细末，以鸡蛋清调敷患处，每日1次，干后即换。

12. 预防麻疹　赤小豆、绿豆、黑豆、甘草各适量，将三豆共煮熟，晒干，与甘草同研细粉，开水冲服。1岁每服3克，2岁6克，3岁9克，每日3次，连服1周。

13. 婴儿湿疹　赤小豆适量，研成细粉，撒患处，或用鸡蛋清调和涂患处。

14. 小儿赤白痢　赤小豆适量，水煎服用。

15. 小儿黄水疮　赤小豆或赤小豆叶适量，捣烂加香油少许外敷患处。

16. 月经不调　赤小豆30~60克，活鲤鱼1条（500克以上），当归10克，加水共煎，再加姜片3片服食。

17. 妊娠出血　赤小豆温水浸出芽，取50克煎汤，黄酒为引，温服。亦可治疗习惯性流产。

18. 缺乳

（1）赤小豆 125 克，煮粥食用。

（2）赤小豆 250 克，煮汤，去豆饮浓汤，每日早、晚各服 1 次，连服 3～5 日。

（3）赤小豆 500 克，王不留行（炒）30 克，水煎服。

（4）赤小豆、花生仁、黄豆各等量，煮汤食用。

19. 产后水肿　赤小豆 65～125 克，煮食，每日 2 次，连服数天。

20. 孕妇水肿、营养不良水肿、肝硬化水肿

（1）鲤鱼 1 条，赤小豆 120 克，煮烂服食。

（2）赤小豆 200 克，活鲤鱼 1 条（500 克以上），大蒜数瓣，陈皮 5 克，用砂锅共煮烂后食肉饮汤。

21. 脚气　赤小豆 50～100 克，活鲤鱼 1 条（500 克以上），用砂锅共煮烂后服食。

22. 误吞玻璃　赤小豆适量，煮熟后尽量服食，再服泻药，玻璃碴即可由大便排出体外。

三、禁忌

1. 遗尿患者不宜食用。赤小豆渗利下趋，通利水道，有较强的利小便作用。遗尿患者食用，必然会加重病情。

2. 形瘦体虚及久病者不宜食用。赤小豆渗利损阴伤阳，补益之力不足，形瘦体虚及久病者食用，则使正气更为耗伤，体质更虚。

3. 肾衰竭阳气衰微者不宜食用。肾衰竭阳气衰微所致水肿，应温阳益肾利水，不能投寒凉渗利之品。本品偏凉且利水作用性较强，容易伤肾，故不宜食用，以免加重病情。

4. 不宜加碱煮食。煮食时加碱虽能使赤小豆加速变软糜烂，但却能破坏赤小豆中无机盐等营养成分。

5. 服用四环类药物及红霉素、甲硝唑、甲氰味胍时不宜食用，以上诸药不应与含钙量高的食物同时食用。本品含钙量较高，故不

宜食用。

6. 服用硫酸亚铁时不宜食用，食用含钙、磷较多的食物其中的钙、磷元素易和铁剂结合形成不溶性洛合体，降低铁元素的吸收。

黑 豆

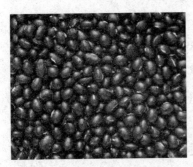

黑豆又名乌豆、黑大豆、冬豆子，含有蛋白质、碳水化合物、脂肪、磷、钙、铁、胡萝卜素、粗纤维、烟酸、维生素 E 等成分。现代科学研究表明：黑豆还含有大豆皂草苷、染料木苷等物质。黑豆蛋白质含量高达 45% 以上，其中优质蛋白大约比黄豆高出 1/4，居各种豆类之首，因此也赢得了"豆中之王"的美誉。与蛋白质丰富的肉类相比，其蛋白质含量是猪肉、鸡肉的 2 倍，鸡蛋的 3 倍，牛奶的 12 倍，因此又被誉为"植物蛋白肉"。

一、主要作用

（一）抗衰老

黑豆富含抗氧化能力的成分维生素 E、花青素及异黄酮，维生素 E 能捕捉人体内的有害分子——自由基，成为体内防止氧化的保护层。黑豆种皮释放的红色花青素成分，也可清除体内的自由基，且花青素成分在进食后胃酸分泌的酸性环境下抗氧化活性更为活跃。

黑豆这种清除自由基的作用对延缓衰老十分重要。原子世界中，有两个以上的原子组合在一起，其外围电子就一定要寻找另一个电子作为伴侣配对，使自己变成稳定的物质。科学家们把这种有着不成对的电子的原子或分子叫做自由基。就像单身过多会导致社会不稳定一样，自由基对人体健康具有较大的破坏力，可削弱细胞的抵抗力，使身体易受病原微生物感染，阻碍细胞的正常发展，干扰细胞的复原功能，使细胞更新率低于枯萎率，自由基还能破坏细胞内的能量储存体——线粒体，造成氧化性疲劳，并破坏碳水化合物，使透明质酸降解，导致关节炎性病变，破坏蛋白质，破坏体内的酶，导致炎症和衰老。维生素 E 摄入量越多，清除这种坏分子的能力越强，故欲长寿者应多吃黑豆。

黑豆中的异黄酮已证实具有预防骨质疏松等多种生理功能，可预防骨骼老化。黑豆中所含的不饱和脂肪酸在人体内可转成卵磷脂，卵磷脂是形成脑神经的主要成分，食用起着间接补充卵磷脂、防止大脑老化的作用。黑豆中所含的矿物质中钙、磷皆有防止大脑老化、健脑益智的作用。

黑豆中所含的黑豆色素也是重要的生物活性物质之一，具有明显的抗氧化防细胞衰老作用。

（二）对心血管系统的作用

研究发现，每 100 克黑豆中含粗脂肪高达 12 克，不饱和脂肪酸含量竟然高达 80%，其中亚油酸含量就占了约 55%。亚油酸是人体中的必须脂肪酸，对胆固醇代谢具有至关重要的调节作用，只有当胆固醇与亚油酸结合时才能在体内转运进行正常代谢。而当亚油酸缺乏时，胆固醇将与饱和脂肪酸结合并在人体内沉积，导致动脉硬化的发生。因此，亚油酸又有"血管清道夫"的美誉。低密度脂蛋白是人体中"坏"脂蛋白，高密度脂蛋白是"好"脂蛋白。据报道，每天坚持食用约 50 克黑豆，便能延缓低密度脂蛋白的氧化生成，并可提高高密度脂蛋白的生成量，并有一定的降低人体血浆中三酰甘油浓度的作用。亚油酸是心脑血管的保护剂，因此常食富含亚油酸的黑豆，能有效保护心脑血管免受损害，预防心脑血管疾病的发生。

此外，黑豆所内含的植物性固醇成分，可与其他食物中的固醇类相竞争吸收，加速粪便中固醇类物质的排出，避免过多胆固醇堆积在体内。动物实验研究表明，高胆固醇血症兔摄食黑豆比黄豆更有助于改善血管栓塞程度。

黑豆所含清除自由基成分也起着间接保护心脑血管的作用，因自由基破坏体内的脂肪结构，使脂质产生过氧化，导致动脉粥样硬化，发生心脑血管疾病。

（三）抗癌作用

研究发现，人体细胞中的电子被抢夺是万病之源，自由基是一种不饱和电子，进入人体后到处争夺电子，如果夺去细胞蛋白分子的电子，使蛋白质接上支链发生烷基化，形成畸变分子而致癌。该畸变分子由于缺少电子，又要去夺取邻近分子的电子，使邻近分子也发生畸变而致癌。恶性循环便会形成大量畸变的蛋白分子，致基因突变，形成大量癌细胞，最后出现癌症。黑豆中所含维生素E、黑豆多糖及花青素均是清除自由基的强力武器，黑豆多糖属于非还原性、非淀粉性多糖，对超氧阴离子自由基的清除作用非常强大，异黄酮已被证实具有防癌与抗氧化多种生理功能。故经常食用黑豆可起到预防癌症作用。

黑豆所含的皂苷成分也是一种具有重要药用价值的植物活性成分。黑豆皂苷在清除活性氧方面，皂苷同样有良好作用，其中的机制即为皂苷终止了自由基的连锁反应，抑制生物膜上多不饱和脂肪酸的过氧化作用，清除脂质过氧化产物，稳定细胞膜、抑制细胞膜系统内钙离子水平的异常升高，最终达到保护生物膜及亚细胞结构完整性的作用。这也间接地起了预防癌症作用。

（四）对血液系统的作用

国内学者研究发现黑豆皮提取物能够提高机体对铁元素的吸收，带皮食用黑豆能够改善贫血者的症状。黑豆皮提取物的补血效用通过作用于人体内被称为"铁调素"的物质而形成。"铁调素"是由肝脏产生的调节人体铁元素稳态和铁代谢的关键调节物质。

"铁调素"过度活跃会使血液中含铁量过度下降，抑制红细胞的合成，是造成贫血的原因之一。

在体外细胞水平的实验发现，黑豆皮提取物能有效抑制铁调素的活跃程度。而动物实验中还发现，小鼠进食打碎的黑豆皮一周后，造血功能得到显著改善。膳食期间，机体的红细胞数量、血红蛋白量及血细胞比容显著上升。提示有治疗贫血作用。

最近研究发现，黑豆中的多糖成分还可以促进骨髓组织的生长，具有刺激造血功能的再生的作用。

（五）对消化系统的作用

黑豆中含有 5% 的粗纤维及寡糖（低聚糖），它们不但能帮助胃肠蠕动，使胃肠内胀气与粪便毒素顺利排除，还能改善便秘；而寡糖还有利于双歧杆菌增殖，从而改善肠内菌丛环境，具有整肠作用。

（六）其他作用

异黄酮是主要存在于豆科植物中一种黄酮类化合物，所以又经常被称为大豆异黄酮，由于其是从植物中提取，与雌激素结构相似，所以异黄酮又有"植物雌激素"之称。黑豆的异黄酮含量较黄豆更多。

据研究报道，因纤维质含量高，可以排除肠道毒素，具有美容去除皮肤色素和痤疮作用。黑豆含丰富的 B 族维生素群及维生素 E，皆为养颜美容所需之营养成分，尤其含多量的泛酸，对乌发也有帮助。

中医认为黑豆性味甘、平，入肾、肝、脾经，具有活血利水、祛风解毒、调中下气、利尿、明目等功效。适用于水肿胀满、风毒脚气、黄疸浮肿、风痹痉挛、痈肿疮毒等患者食用或外用。

《本草备要》等书记载：黑豆煎汁饮能解各种食物、药物中毒；研末调涂，可治小儿丹毒、痘疮、头癣；冲酒服能治破伤风、产后烦热口噤、胞衣不下、大便下血等。

《名医别录》说："生大豆逐水胀，除胃中热痹、伤中、淋漏，下瘀血，散五脏结积、内寒。炒为屑，味甘，主胃中热，去肿，除痹，消谷，止腹痛"。

《本草纲目》载：黑大豆"治肾病，利水下气，治诸风热，活血，解诸毒"。并说：黑豆煮汁饮，可治烫伤，不但可促使创面愈合，而且愈后不留瘢痕。将黑豆煮汁成黏稠状，含口中，并饮汁，可治喉痹不语；连续饮用黑豆汁，可医新久水肿等。

黑豆的皮、叶、花也有医疗作用。中医处方称黑豆皮为"料豆衣"，用作解毒利尿剂。

二、食疗

1. 阴虚盗汗

（1）黑豆衣 10 克，浮小麦 10 克，水煎服。

（2）黑豆、浮小麦各 30 克。水煎服。

2. 贫血　红枣、黑豆各 30 克，每日早晚各 1 次，食枣、豆喝汤。

3. 眩晕　浮小麦、黑豆各 30 克，水煎服。

4. 病后虚弱、自汗

（1）黑豆、浮小麦各 30 克，大枣 5 枚，水煎服。

（2）黑豆、浮小麦各 30 克，瘦猪肉 30 克，三味共煮饮汤，日服 2 次。

5. 胆囊炎　猪胆 1 只，内装满黑豆，蒸熟后晒干服用。每次服 20 ~ 30 粒，每天 2 次，连服 7 ~ 8 天。

6. 疟疾　黑豆 150 克，黄狗肉（生后五个月以内的小黄狗最好）250 克，生姜 100 克，红枣 10 枚，陈皮 1 片。共加水煮熟服用。用于间日疟、三日疟或疟疾日久不愈。

7. 慢性胃炎　黑豆芽 250 克、猪血 250 克煮汤食，亦对防治肺硅沉着病（矽肺）亦有治疗效果。

8. **腹胀腹痛**　黑豆250克、生姜2克、水3升，煎至1升，顿服。

9. **慢性肾炎**　黑豆100克，瘦猪肉500克共炖汤，适当调味服食。分2次服，每天1剂，连服15～20天。

10. **糖尿病**　炒黑豆、天花粉各等份，研末，面糊丸，梧桐子大，每服70丸，煮黑豆汤送下，每日2次。

11. **肾虚遗尿**

（1）狗肉500克，黑豆50克，共煮熟，加入调料服食。

（2）黑豆，狗肉各250克，白果6个，调以盐、姜、五香粉及少量糖共煮熟食。

（3）狗肉250克，黑豆30克，加少量糖，共煮熟食用。用于肾虚之遗尿及尿频。

12. **阳痿早泄**　雀脑100个、黑豆面、葱白汁各适量，雀脑加黑豆面、葱白汁为饼，蒸熟，早晚各服1次，20日内服完。

13. **水痢不止**　黑豆500克，炒白术15克，两味共研为细末，每服10克，米汤送下。

14. **男子便血**　黑豆炒焦研末，热酒浸之，去豆饮酒。

15. **出血症**　黑豆紧小者（个小果实者），皂角10克，煎汤微浸，炒熟去皮为末，炼猪油和丸，梧桐子大。每服30丸，陈米汤送服。

16. **治坏血病**　山楂、黑豆、白糖各120克，捣碎加水3杯煎沸，再加黄酒60毫升，一次服下。

17. **身面水肿**

（1）黑豆150克，粳米或黑米100克，煮粥常服。

（2）黑豆500克，水2500毫升，煮汁至1500毫升，入酒1000毫升，煮至3升，分3次温服。

18. **老人尿频**　猪肉100克，黑大豆（先浸泡）60克，糯米100克，同入锅煮熟食用，每日1次。

19. 风湿性关节痛　黑豆芽适量，阴干后，水煎服，每日早晚各 1 次。

20. 鱼中毒　黑豆煮汁，饮之即解。

21. 烫伤　黑豆 250 克，煮浓汁，涂患处，另食黑豆。

22. 中药中毒起泡　鲜黑豆制成的豆腐渣，温热外敷患处。

23. 皮肤溃疡　黑豆适量洗净晒干研末，用冷水调匀，敷在患处，每日换两次。

24. 荨麻疹　大黑豆半碗（约 200 克），红糖适量，黑豆水煎加红糖调服。

25. 蛲虫病　黑豆 100 克，贯众 15 克，同煮熟后吃黑豆，分 3～5 次吃完。

26. 蛇咬伤　黑豆叶适量，捣烂如泥，外敷患处，干后即换。

27. 小儿夜尿　猪肉 500 克，黑豆 100 克，煮至烂熟，饥饿时即食用。

28. 婴儿湿疹　黑豆油 30 毫升，黄蜡 15 克，共熔化后外敷患处。

29. 产后百病　黑豆 500 克，炒热至有烟出，入白酒 2500 毫升瓶中，经一日以上，服时取出。每服黑豆 30 克，1 日 3 次，令微汗出，身感湿润，即愈。

30. 闭经

（1）黑豆 30 克，红花 15 克，水煎后冲红糖 60 克，温服。

（2）黑豆适量炒熟研末，每次 10 克，用苏木 10 克煎汤送服。

31. 月经超前或退后　黑豆粉 30 克，苏木 12 克，将黑豆炒后研末，同煎，加红糖服用。

32. 月经量少　黑豆 90 克，红花 9 克，水煎，冲红糖 100 克，每日 1 次，长期服用。

33. 胎动腰痛　黑豆 60 克，黄酒 30 毫升。水煎服。

34. 产后缺乳　黑豆 1 杯（约 150 克）、鲤鱼 1 条（500 克左右）、红枣5枚、鲤鱼去内脏，不要去鳞，洗干净。黑豆提前1天浸泡口。3味共煮，熟后加入葱、姜和适量料酒，文火炖。

35. 各种非遗传性白发

（1）黑豆适量，蒸熟晒干，反复几次，用时每取6克，口嚼后淡盐水送下，日服2次。

（2）黑豆120克，米醋500毫升，以醋煮黑豆如稀糊状，滤去渣，以洁净牙刷蘸药醋，外刷毛发，每日1次（头皮有疖肿及其他皮肤病者不宜用）。

36. 脱发　黑豆500克，水1000毫升（夏季各用1/4量），文火熬煮，以水尽豆粒饱胀为度，取出放器皿上，潮干时撒细盐少许，贮于瓷瓶备用，每在饭后服6克，每日2次，温开水送下。

37. 牙痛　黑豆，白酒各适量，白酒煮黑豆，用汁漱口，立效。

38. 老人肾虚耳聋

（1）猪肉500克，黑豆100克，煮至烂熟，任意食之。

（2）核桃2个，狗肉3000克，黑豆30克，入锅共炖，早晚各服1次，坚持长期食用。

39. 耳鸣　狗肉250克，黑豆60克，入锅共炖，早晚各服1次，隔天服用，服完见效。

40. 老人视物模糊

（1）黑豆1000克，枸杞子120克，煮好晒干，每早吃黑豆90克，或连枸杞子同食。

（2）黑木耳、黑豆、冰糖各适量水煎服，每日1次服用。

（3）黑豆花适量，阴干研为细末，白酒送服，每服6克。

41. 治肝虚目眩　醋同牯牛胆盛黑豆，悬于通风处，取出后每夜服3~7粒，日久自愈。

42. 布氏杆菌病　生黑豆2000克，黄鳝鱼1条，共捣烂为糊，晒干为面，每服10克，每日3次。

三、禁忌

1. 不宜炒熟后食用。黑豆炒熟后食用。同大豆一样蛋白质消化能力差，还容易壅气生热，出现心烦急躁、口渴、便秘、溲赤等症状。

2. 脾虚泄泻者不宜食用。本品富含油脂，能滑利通肠，《本草汇言》说："炒食极热，煮食极寒"。炒食煮食均能导致泄泻，又煮食伤阳，故脾虚泄泻者食用不宜，老人、久病者及小儿均不宜多食。

3. 服参药、龙胆草、蓖麻子、厚朴时不宜食用。《本草经集注》说本品"恶五参、龙胆"。《本草纲目》说："服蓖麻子者忌炒豆，犯之胀满，服厚朴者亦忌之，动气也"。故服上药时均不宜食用。

4. 食积腹胀者不宜食用。食积腹胀应消积除胀不宜壅补，本品《本草汇言》说："炒熟食之则闭气。"食之则食积腹胀更重。

5. 服用甲状腺素药物时不宜食用。实验研究表明豆类食品能抑制甲状腺素的生成，故服用甲状腺素药物时不宜食用本品。

6. 服用左旋多巴时不宜食用。服用左旋多巴不宜食豆类高蛋白食品，因高蛋白饮食能影响该药的吸收，故本品不宜食用。

7. 服用四环素类药及红霉素、甲硝唑（灭滴灵）、西咪替丁（甲氰咪胍）时不宜食用，本品所含成分与大豆相近，含钙量较高，故服以上药物时不宜食用。

8. 不宜多食。《本草汇言》说："多食令人腹胀。少食醒脾，多食损脾也"。

第二章 瓜果类

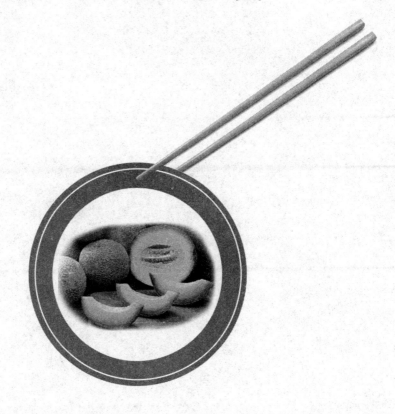

第一节　瓜　　类

西　瓜

西瓜又名水瓜、夏瓜、寒瓜。西瓜除了不含脂肪外，它的汁液几乎包括了人体所需要的全部营养成分，如维生素A、B族维生素、维生素C和蛋白质、葡萄糖、蔗糖、果糖、苹果酸、谷氨酸、瓜氨酸、精氨酸及钾、钙、磷、铁、胡萝卜素等。

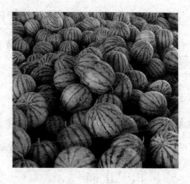

现代研究表明，西瓜为高钾因子食物，每100克食部含钾量约87毫克，含钠量仅有3.2毫克，其钾因子为27.19。具有较好预防高血压作用。

动物实验研究发现，西瓜肉中的瓜氨酸及精氨酸等活性成分，能促进实验动物大鼠肝中尿素形成，产生利尿功效，有助于降低血压。

另据报道，西瓜所含的配糖体成分也有降低血压的作用。故在春夏之交到秋冬季节适量服食西瓜，对高血压患者十分有益。

西瓜子仁与西瓜一样，也有较好的防治高血压作用。现代医学研究证实，西瓜子含有尿素酶等成分。尿素酶为广泛分布于植物种子中一种含镍的寡聚酶，可特异性地催化尿素水解释放出氢和二氧化碳，有利尿作用。西瓜子还含有一种名皂苷样成分，也有降低血压作用，并可缓解急性膀胱炎的症状。

西瓜皮除具有西瓜一样的利尿降压作用外，还有更多治疗作用。西瓜皮中含有丰富维生素 C 和维生素 E，是外用美肤的好材料。将西瓜皮捣成泥敷在脸上，保持 15 分钟后清洗即可。坚持使用可以使肌肤白嫩、光滑。

西瓜皮中所含的瓜氨酸有利尿、解热、促进伤口愈合以及促进人体皮肤新陈代谢、美白滋润皮肤、淡化痘印的作用。西瓜皮还可治疗晒伤，去除痱子等。

中医认为西瓜性味甘、寒，归心、胃、膀胱经。具有清热解暑、止渴利尿的作用，适用于暑热烦渴、热病伤津、小便短赤、肾炎水肿、心源性水肿、高血压、消化不良、感冒、糖尿病、口疮、醉酒等病患者食用。

西瓜皮，俗称翠衣。《本草再新》说，西瓜皮"能化热除烦，去风利湿"。《随息居饮食谱》认为西瓜皮可"凉惊涤暑"；西瓜子仁"生食化痰涤垢，下气清管"。《本草纲目》说，西瓜子"清脉润肠，和中止渴"。

一、食疗

1. 暑热烦渴

（1）大西瓜一个（约6000克），尽情食用。

（2）西瓜 1 个，鸡肉、莲子、龙眼、胡桃、松子各适量，将瓜上端捣一孔，挖去瓜瓤，将上述用料一并填入瓜内，盖上瓜皮盖，隔水蒸熟后食用，每次一小碗。每日 2~3 次。

（3）西瓜翠衣 60 克、滑石 20 克、甘草 3 克，水煎服，每日 1~2 次。

（4）西瓜 1 个、鸡肉适量。将鸡肉切成丁，纳入西瓜内，置于瓷器上，隔水炖熟食。每日 1 次，常食有效。

（5）西瓜皮适量，煎汤当茶饮。

（6）西瓜汁 300 毫升、酸枣面 15 克，搅拌成糊状饮服。每日1 次。

（7）鲜扁豆100克，鲜荷叶60克洗净，海蜇200克，西瓜皮500克，丝瓜250克，洗净切块，共入砂锅武火煮沸后，文火煲1小时，调味后饮汤吃海蜇。每天1剂。

（8）新鲜西瓜皮150克，大枣10枚，共煎汤，每日当茶饮用。

2. 高血压

（1）干西瓜皮12克、草决明10克，煎汤代茶饮。

（2）鲜西瓜汁100毫升，每日2次饮服。

（3）大西瓜一个约5000克，橘子150克。先将西瓜洗净，切开，将瓜瓤取出，除去瓜子，橘子去皮同捣烂取汁，拌匀即成。早、中、晚3次分服。有滋阴清热、除烦降压等功效。适宜各类高血压患者服用。

（4）西瓜仁100克，赤小豆150克，糯米100克，红枣15枚。先将西瓜仁洗净，加水捣烂，放入砂锅，加清水浓煎20～30分钟，过滤取汁，备用。再将红枣、赤小豆、糯米分别淘洗干净，一同放入砂锅，加水适量，煨煮成稠粥，粥将成时，兑入西瓜仁浓煎汁液，拌和均匀即成。早、中、晚3次分服。滋阴补虚、利尿降压，适宜各类高血压患者服食。

（5）大西瓜一个（约6000克），葡萄干100克，白糖20克。将西瓜外表皮洗净，抹干，从瓜蒂部切下一小块当作盖子，掏一小洞，把洗净的葡萄干及白糖放进去，立刻盖好，密封口部。瓜外面用黄泥或小麦面粉糊严，可直接放入冰箱中冷藏，2日后取出，瓜内满是蜜水，还略带葡萄酒的醇香，即可饮用。每日早、中、晚3次饮用，每次100毫升。除烦利尿、息风降压，适宜阴虚阳亢型高血压病患者服用。

（6）西瓜皮300克，芹菜、鸡肉各150克。先将西瓜皮洗净，沥干，切成细丝。鸡肉洗净，切成丝。将芹菜洗净，除去根、叶，切成小段。锅置火上，加植物油烧至六成热时，将鸡肉丝倒入，快速划开，加料酒、葱花、姜末，煸炒后盛出；锅留底油，将芹菜段、西瓜皮丝投入翻炒，倒入鸡肉，拌匀，加精盐、味精、香醋，拌炒均匀即成。佐餐当菜。补虚清热、除烦降压，适宜于阴虚阳亢型高血压病患者食用。

3. 高热伤津（口干尿少）　西瓜汁适量，频频饮服或多吃鲜西瓜。

4. 暑湿感冒　西瓜汁180毫升，西红柿汁50毫升，两汁混匀加醋少许饮服。每次15毫升，一日4次，连服2~3日。

5. 心源性水肿

（1）西瓜皮、冬瓜皮、赤小豆各30克，水煎服。

（2）西瓜皮60克，水煎服，每日2次。

6. 乙型脑炎　西瓜汁加少量白糖饮用可减轻部分症状。

7. 肝硬化腹水

（1）西瓜皮、冬瓜皮、黄瓜皮各20克，水煎服。

（2）中等西瓜1个，鲜大蒜100~150克，将西瓜挖洞，放入去皮大蒜，盖上瓜盖，蒸熟，饮热汁。每日服3次。

8. 外伤及闪挫伤后腰痛　西瓜皮阴干研细，加盐少许，以酒调和口服。一次服9克，每日2次。

9. 醉酒头晕、口渴　西瓜汁适量，一次性饮服。

10. 急慢性肾炎

（1）西瓜500克，每日1次服食。

（2）西瓜皮30克，鲜茅根60克，水煎服。每日3次。

11. 腹泻、白痢

（1）西瓜汁适量饮服。

（2）马齿苋、扁豆花60克，水煎取汁，加西瓜汁100毫升，每日2~4次分服。

12. 外伤出血

（1）西瓜叶适量，晒干、研末，撒患处。

（2）西瓜子50克，水煎去渣取汁，加入三七粉3克、冰片少许搅匀，每日早晚分服。

13. 烧烫伤

（1）干西瓜皮 30 克，研为细末，加香油调匀，外涂患处。

（2）西瓜皮去掉红瓤部分，削成薄片，贴敷患处，每日 2 次。

14. 疮疡疖肿　干西瓜皮 15 克，水煎服。每日 2 次。

15. 痔疮出血　西瓜子壳 30 克，烧成黑炭，研碎，凉开水冲服，每日 2 次。

16. 糖尿病

（1）西瓜皮、冬瓜皮各 15 克，天花粉 12 克，水煎服。每日 2 次。

（2）西瓜皮、枸杞子各 30 克，党参 9 克，水煎服。每日 1 次。

17. 便秘　西瓜子仁 30 克，捣烂加等量蜂蜜和适量开水炖服，每日 2 次。

18. 小儿痱子　西瓜皮切去红瓤部分，用瓜皮白里擦拭几遍，可立即止痒，去除痱子。

19. 小儿夏季热　西瓜翠衣、金银花各 10 克，扁豆花、薄荷各 6 克，鲜荷叶半张，水煎后服用。每日 1 次。

20. 牙痛　经霜西瓜皮，烧成炭，研末，敷患处。

21. 咽喉肿痛

（1）西瓜皮适量，加水 2 碗，水煎后服用。

（2）西瓜 1 个，芒硝适量，在西瓜蒂上切一小口，挖去瓤，装满芒硝，盖好后置于通风处，析出白霜（即西瓜霜），用鹅毛扫下装瓶备用，痛时将霜适量吹喉部。每日 2 次。

22. 口疮

（1）含西瓜汁于口内，每次 3 分钟。每日数次。

（2）日晒露霜之西瓜皮适量，研成细末后加少许冰片，涂擦患处，每日数次。

（3）西瓜皮适量阴干炒焦研末，加冰片调搽患处。

23. **妊娠中毒症**　西瓜 500 克，每日 2 次服用。

24. **月经过多**　西瓜子仁 9 克，焙干研末，开水调服。每日 2 次。

25. **皮肤晒伤**　西瓜皮适量切成小薄片，敷在晒伤肌肤上，5～10 分钟更换一次，晒伤情况较严重的可先将西瓜皮放进冰箱中冷藏，再冰敷，坚持 1 周，治疗晒伤效果明显。

二、禁忌

1. **慢性胃炎、慢性肠炎及消化功能紊乱者不应多食。**慢性胃炎、肠炎及消化功能紊乱等患者应食温阳健脾益胃类食品，忌食寒凉伤胃之物。本品寒凉，既伤阳助寒，又含过多水分，多食会冲淡胃里的消化液，降低消化功能，加重消化系统疾病的病情。

2. **心、肾功能不良者不宜多食。**西瓜含水分较多，又甘淡渗利，过食西瓜，体内摄水量过多，将会加重心脏与肾脏的负担，导致病情加重。

3. **不宜切开冰冻久放后食用。**长时间冰冻的西瓜，对人体的健康有着不利影响。因为切开的西瓜冷藏后，瓜瓤表面形成一层薄膜，冷气被瓜瓤所吸收。食用这种冰冻的西瓜，因受过冷的刺激，口腔内的涎腺、舌味觉神经和牙周神经都会处于麻痹状态，不但难以吃出西瓜的甜味，还会损伤脾胃，引起咽喉炎。儿童消化功能较差，食用冰冻的西瓜还会导致消化系统疾病，出现厌食、腹痛、呕吐、腹泻等症状。故西瓜尽量切后即食，若冰冻存放亦不宜太久，以免食后危害健康。

4. **糖尿病患者不应食用。**糖尿病为胰岛功能不足，糖的利用转化减少，代谢增加，体内糖分增多，故不宜食用含糖量高的食品。本品含糖量较高，食用可加重糖尿病患者的病情。

5. **遗尿患者不应食用。**遗尿患者应固摄收涩、忌食甘淡渗利之品。本品甘淡渗利，食用可加重遗尿患者的病情。

6. 长期应用糖皮质激素患者不应食用。糖皮质激素能促进蛋白质分解，使氨基酸转移至肝，加强糖异生，又能抑制外周组织消耗葡萄糖，使血糖升高。故长期应用糖皮质激素者应食用低糖饮食。本品含糖量甚高，故不宜食用。

甜 瓜

甜瓜又名香瓜、甘瓜、小瓜、果瓜、番瓜、熟瓜等，主要含碳水化合物、脂肪、蛋白质、B 族维生素、维生素 C、钙、磷、铁、胡萝卜素等成分。

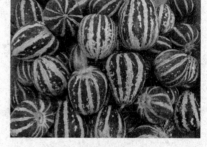

甜瓜性味甘、寒，归心、胃经。瓜子清热消炎，瓜蒂（苦丁香）催吐通便。瓜肉具有止口渴、清热解暑、利小便、除烦热的作用，适用于小便不利、急慢性肝炎、肺痈、肠痈、食物中毒、慢性鼻炎、口鼻生疮、暑热烦渴者食用。

一、食疗

1. 暑热烦渴 甜瓜洗净，任意食之。

2. 催吐 瓜蒂 2 个，赤小豆适量，共研为细末，每服 3 克。

3. 传染性肝炎 5% 甜瓜蒂浸出液，每日 3 次，饭后口服。

4. 便秘 香瓜蒂 7 个，研为细末，睡觉前用棉花包裹塞入肛门，次晨排便可通。

5. 小便不利 甜瓜 200 克，生食。每日 2 次。

6. 腰腿痛 甜瓜子 150 克，于白酒中浸泡十日后取出研为细末，空腹时以酒冲服。每次 10 克，一日 3 次。

7. 食物中毒

（1）瓜蒂 30 克，煎水灌服。

（2）瓜蒂适量焙干，研为细末，每取 20 克，开水送服。

8. **阑尾炎**　甜瓜子 25 克，炒全当归 30 克，蝉蜕 5 克，共研粉末，开水冲服。一次 10 克，每日 3 次。

9. **肥大性鼻炎**

（1）瓜蒂适量，烧存性，研为细末，吹患处。每日 2～3 次。

（2）瓜蒂、白矾各 15 克，共研细末，棉花包裹塞于鼻中，每日换药 1 次。

10. **头癣**　甜瓜叶适量捣烂涂患处。

11. **风火牙痛**　甜瓜蒂 7 个，炒后研为细末，加入麝香少许，拌匀，棉花包囊置疼痛处咬紧。流涎则愈。

12. **疟疾**　甜瓜蒂 2 个，水半碗，浸泡一夜后顿服。呕吐则愈。

13. **肺痈**　甜瓜子 30 克，加白糖适量，捣烂研细，以开水冲服。每日 2 次。

二、禁忌

1. 不应连皮食用。甜瓜生病虫后，多用农药喷杀，表皮常被农药渗透，蜡质层中也常残留农药，雨淋水洗对渗透或残留的农药均无法清除，如果长期食用带皮的甜瓜，农药就会在人体内累积，容易引起农药慢性中毒，故甜瓜不应连皮食用。

2. 慢性肠炎患者不宜多食。甜瓜寒凉易伤肠胃，多食容易加重肠炎泄泻患者的病情。

3. 脾湿脚气患者不应食用。脾湿脚气应健脾燥湿，忌寒凉伤脾，本品寒凉伤脾能使脾的运化功能减弱，加重病情。《孙真人食忌》告诫："患脚气病人食甜瓜，其患永不除"。

4. 糖尿病患者不应食用。甜瓜含有丰富的糖分，食用可使体内的糖分增高，加重糖尿病的病情。

5. 不应多食。《食疗本草》说："甜瓜食多腹胀"。《本草衍义》说："甜瓜多食未有不下痢者。为其消损阳气故也"。《孙真人食忌》说："多食发黄疸病，令人虚羸解药力"。《食疗本草》说："多食令人阴下湿痒生疮，动宿冷病，癥瘕人不可食之，多食令人虚弱，脚手无力"。

哈密瓜

哈密瓜即新疆甜瓜，为夏秋消暑之佳品。哈密瓜营养丰富，主要含蛋白质、脂肪酸、葡萄糖、蔗糖、苹果酸、果胶、胡萝卜素及 B 族维生素、维生素 C、钙、磷、铁等成分。

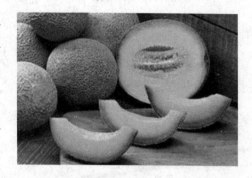

哈密瓜性味甘、寒，归心、胃经，具有消暑除烦、补血养心作用，适用于暑热烦渴、心悸、失眠、咳嗽、肾炎、便秘、烫伤、疮疡等病症患者食用。

一、食疗

1. 中暑烦渴　哈密瓜切块，生吃或捣汁饮服。

2. 烧烫伤　哈密瓜 150 克（捣烂），冰片 1 克，黄连粉 3 克，滑石粉 2 克，调匀涂患处，每日 2 次。

3. 肾炎　哈密瓜 250 克，白茅根 20 克，乌梅 9 克，红枣 15 克，水煎服。每日早晚各 1 次。

4. 口鼻生疮　哈密瓜 500 克，生吃或捣烂取汁饮服。每日早晚各 1 次。

5. 便秘　哈密瓜 250 克，加蜂蜜少许，一次吃完。每日 2 次。

6. 低血压眩晕　鲜哈密瓜捣烂取汁，每次饮一小杯。

7. 疮疡疔疖　连皮哈密瓜 100 克，洗净，捣烂，加冰片 1 克，乌梅粉、黄连粉各 6 克，调匀涂患处。每日 2 次。

二、禁忌

1. 脾胃虚寒、腹胀者不宜多食。哈密瓜性寒凉，脾胃虚寒、腹胀者多食则致病情加重，甚至腹泻、下痢。

2. 糖尿病患者不应食用。本品含糖量极其丰富，食用后将会加重糖尿病患者的病情。

第二节　果　　类

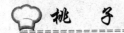

桃　子

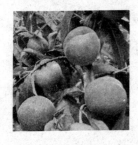

桃子又名桃实、山桃、蜜桃、寿桃、仙桃。人们总是把桃作为福寿祥瑞的象征，民间素有"寿桃"和"仙桃"的美称。

桃子营养丰富，主要含糖、蛋白质、脂肪、矿物质等营养成分。

一、主要作用

（一）对心脑血管系统的作用

桃子有降低血压作用。研究表明，血管紧张素是引发高血压和动脉硬化的重要诱因之一。在工作和生活压力大、饮食不规律、缺乏睡眠时，人体会大量分泌一种导致血管收缩、血压升高的激素，这种激素称为血管紧张素。人在适当食用桃子以后，体内血管紧张素的含量有所减少。体外实验研究也发现，在组织细胞中加入桃子的提取物后，血管紧张素的活性明显受到抑制。

进一步的研究发现，桃子中富含的多酚等物质，可直接影响激素的分泌和活性，降低血压，保护心脑血管。故心脑血管疾病患者在桃子成熟季节应经常食用，以起到节段性的保护血管，预防和治疗心脑血管疾病作用。

（二）补血

当机体对铁的需求与供给失衡，导致体内贮存铁量耗尽，继之引发红细胞内铁缺乏，最终出现缺铁性贫血，出现乏力、易倦、头晕、头痛、眼花、耳鸣、心悸、气短、纳差、苍白、心率增快等症状。铁的供给失衡主要由丢失太多、摄入不足和吸收障碍所致，桃子对三种病因都有不同程度的治疗作用：桃子的含铁量较高，可辅助解决丢失多和摄入少问题；桃子有促进消化吸收作用，可促进铁质的吸收，是缺铁性贫血患者的理想辅助食物。这又赋于民谚中"桃养人"新的含义。

（三）补钾

钾在维持人体的正常生理功能中发挥着重要作用，它可以调节细胞内渗透压和体液的酸碱平衡，参与细胞内糖、蛋白质代谢，维持神经健康、心跳规律正常，预防脑卒中（中风），并协助肌肉正常收缩。

桃子属含钾丰富的食物，可以补充钾改善低钾时出现的四肢感觉无力，心律失常或厌食、恶心、呕吐、腹胀、肠蠕动减弱等症状。

在体内钠高而导致高血压时，补钾具有降血压作用。桃子补钾还对钠水平衡失常的水肿有辅助治疗作用。故桃子很适合低钾入水肿患者食用。

（四）其他作用

每百克桃子含类胡萝卜素可高达 1180 毫克，类胡萝卜素是果蔬类多种黄色、橙色和红色的色素合称，类胡萝卜素可分为被称为叶黄素的含氧类胡萝卜素及被称为胡萝卜素的不含氧类胡萝卜素两类。经常食用桃子或桃子的加工品，可预防因类胡萝卜素缺乏引起夜盲症、干眼症、日光暴晒引起的"日光炎"，还可补充暗室、强光、高温或深水环境工作者，以及者放射线作业、经常看电视、电脑旁工作的人类胡萝卜素的损耗。

经常食用桃子有一定的润乳通乳作用，因富铁，也适于女性月经期时食用。

中医认为，桃子性味甘、酸、温，有微毒，有益颜色、解劳热、生津润肠、活血消积的作用，适用于血燥便秘、妇女闭经、肝脾肿大、高血压等患者食用。桃子为肺之果，故患肺病者宜食之。

二、桃树不同部位的作用

（一）桃仁

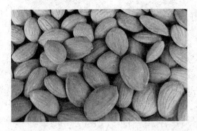

桃仁又名毛桃仁、扁桃仁、大桃仁，是桃子中药用最多的部分。桃仁味苦甘，性平润，入肝、肺、大肠经，有破血去瘀、润燥滑肠的功效，对于呼吸器官有镇静作用，能止咳、平喘。临床上常用于治疗血管栓塞引起的半身不遂，经闭不通、月经痛、血压高、癥瘕痞块、肠燥便秘、阑尾炎和跌打损伤引起的瘀血肿痛等症，《本草经疏》载：桃仁"性善破血，凡血结血秘、血燥、瘀血、留血、蓄血、血痛等症，用之立通"。如用作活血，应去皮尖生用；如用于破血宜连皮尖炒用。

研究表明，桃仁的提取物有抗凝血作用，并能抑制咳嗽中枢起到镇咳作用，还可使血压下降，桃仁可用于高血压患者的辅助治疗。

（二）桃花

桃花为桃树的花，用时以采嫩者为好。花、叶均于3月中旬采集，装于稀布袋中，置屋檐下阴干，备用。

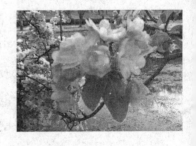

桃花味苦，性平，有除瘀去痰、消积、利尿、通下的作用，通泻作用与大

黄相似。可用于咳嗽吐痰、小便不利、大便秘结、月经腹疼、脘腹疼痛等病患者服用，桃花还可研成细末用鸡蛋调和外敷面部美容除面部色素或疮疡。

（三）桃叶

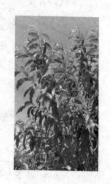

桃叶，用时以采集鲜嫩桃叶为好。花、叶均于3月中旬采集，装于棉布袋中，置屋檐下阴干，备用。桃叶味苦性平，含有熊果酸、橙皮素等成分，有发汗清热解毒，杀虫止痒的作用，可外用也可内服，适用于疟疾、痈疖、痔疮、湿疹、阴道滴虫等症的治疗。《食疗本草》介绍桃叶塞阴道中可治疗阴中生疮。

（四）桃奴

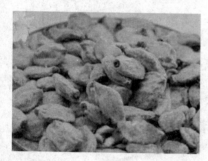

桃奴为蔷薇科植物桃树自落的幼果，或桃子在树上经冬不落又不能长成熟桃的幼果。桃奴又叫瘪桃干、桃枭、桃奴，也可作药用，有生津、止汗、养胃、除烦的作用。常用于治疗小儿虚汗、妇女妊娠下血。桃奴可烧烟熏痔疮，烧黑油治头上生疮。

（五）桃木

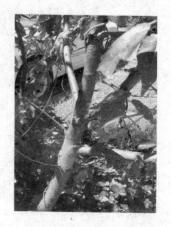

桃木木质细腻，木体清香。桃木在我国民间有极其重要的位置，桃木又名"降龙木""鬼怖木"，是用途最为广泛的除邪制鬼材料。我国最早的春联都是用桃木板做的，又称桃符，几千年前，桃木就有镇灾避邪之说，被称为神木。桃木也和桃叶有相近的治疗作用，性温又气味芳香，故能散污浊之气，"符"只是心理层面的意义。

（六）桃毛

桃白毛（桃子表面的短绒毛），桃毛也能治疗精神疾病，《食疗本草》载："主恶鬼邪气"。用时可摘取新鲜不太成熟桃子，刷去外毛开水冲服。

（七）桃胶

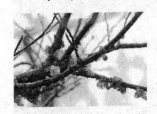

桃胶（即桃树皮中分泌出来的树脂），桃树胶性温气味香，且香气还优于桃木，故《食疗本草》认为冲服也可祛除"精魅邪气"。

三、食疗

1. 咳嗽、气喘

（1）桃仁50克，加水1000毫升，共捣成汁，合粳米100克，煮粥常吃。

（2）桃仁、杏仁、白胡椒各5克，生糯米10粒，共研为细末，每晚以蛋清调敷手心劳宫穴、足心涌泉穴。

2. 肺结核　每日早、中、晚各吃鲜桃1～2个，坚持1个月，有较好的辅助治疗作用。

3. 膀胱炎　桃仁20克，滑石30克，研为细末，开水冲服。每日早晚各1次。

4. 体虚自汗、盗汗　瘪桃干20克，水煎服。每日早晚各1次。

5. 吐血　瘪桃干、白芨、藕节炭各9克，水煎服。每日早晚各1次。

6. 高血压　桃仁10克，决明子15克，水煎服。每日早晚各1次。

7. 脑血栓后遗症、偏瘫　桃仁适量（去皮、尖），放白酒中浸泡一周后，取出晒干为末，以蜂蜜调和为丸（如梧桐子大），黄酒送服。一次15～20丸，每日早晚各1次。

8. 肠燥便秘　桃仁、大黄各 10 克，麻仁、郁李仁各 15 克，水煎服。每日早晚各 1 次。

9. 跌打损伤

（1）桃仁、红花、大黄各 6 克，当归、川芎各 9 克，水煎服。

（2）桃仁、大黄、生栀子各适量，共研细末，加醋调敷患处。每日早晚各 1 次。

10. 腹中包块　桃仁、大黄、当归各 10 克，水蛭、土鳖虫各 5 克，虻虫 2.5 克，水煎服。每日 2 次。

11. 慢性阑尾炎　桃仁、丹皮、当归、瓜蒌仁各 20 克，薏苡仁 50 克，水煎服。每日 2 次。

12. 雀斑　桃花、冬瓜子各等份，研成细末，以蜂蜜调匀，长期擦用，必能起效。

13. 美容　鲜桃 2 个，去皮核，擦面部，或捣烂取汁，与适量淘米水混合，擦洗面部。此方有增加皮肤光泽、减少皱纹的作用。

14. 眼外伤　桃叶、蛋清各适量，桃叶捣烂，用蛋清调匀敷患眼。

15. 产后腹痛　桃仁、当归各 9 克，丹皮 5 克，红花 3 克，水煎服。每日早晚各 1 次。

16. 闭经、痛经　桃仁、红花、川芎各 9 克，当归 15 克，水煎服。每日早晚各 1 次。

17. 白发　桃仁，放水中浸泡 3 昼夜，取出，去皮去尖。将白糖适量放锅内化开，倒入桃仁，混匀，冷后食，每日食 2 次，每次 10 粒。连吃 3 个月左右。

18. 年老体弱、气血不足　鲜桃 1000 克，洗净，去核，切块，与白糖 500 克混合拌匀，晒干，每日食用 250 克。

四、禁忌

1. 功能性子宫出血患者不宜多食。桃子性味甘、温，活血消积，多食可以通行经血，加重出血的病情。

2. 疮、疖等皮肤病患者不宜多食。疮、疖等皮肤病为热邪亢盛，腐血败肉，发于肌表而成，宜食寒凉清淡食物，忌食温热之品。桃子温热，《别录》说："多食令人有热。"《随息居饮食谱》说："多食生热，发痈疮。"

3. 不应食用两仁的桃子。食用容易出现腹痛、泄泻的中毒症状。

4. 食用鳖肉及服中药白术时不宜食用。《日用本草》说："桃与鳖同食，患心痛，服白术人忌之"。

5. 服非那西丁（退热净）、阿司匹林、布洛芬时不宜食用。服用非那西丁、阿司匹林、布洛芬时忌食含糖多的食物，因非那西丁等与含糖多的食品同食，可形成化合物，减少初期的吸收速度。

6. 孕妇忌用。桃仁功能破血，食之能引起流产。

7. 血枯、血虚腹痛忌用。桃仁功善破血化瘀，破血则伤血，血枯、血虚腹痛当补虚为主，不当破血，故忌用。

8. 服用糖皮质激素时不应食用。服用糖皮质激素时忌食含糖量高的食物，因糖皮质激素有加强糖异生，抑制糖分解，迅速升高血糖的作用，食用含糖量高的食物，容易诱发糖尿病。桃子含糖量甚高，故服用糖皮质激素时不宜食用。

杏

杏又名杏子、杏实，有家杏、山杏两种，杏子营养丰富，主要含有糖、维生素 C、无机盐等成分。

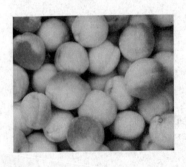

一、主要作用

（一）抗癌作用

研究发现杏子中含有丰富的维生素 B_{17}，维生素 B_{17}存在于杏仁之中，又称苦杏仁苷。它并非 B 族维生素，因为它没有辅酶作用。有人认为维生素 B_{17} 是极有效的抗癌物质，并且只对癌细胞有杀灭作用，对正常健康的细胞不会产生任何毒害。

　　另据报道，美国学者认为维生素 B_{17} 抗癌作用证据不足，苦杏仁苷类的物质虽然本身无毒，但当它们被人体中 β-葡萄糖苷酶代谢分解后，就会产生有毒的氢氰酸，产生毒性。食用会增加氰化物中毒的概率，甚至死亡。但最近研究表明，杏仁与杏的抗癌作用不完全取决于维生素 B_{17}，杏子富含胡萝卜素和锌，杏仁中富含维生素 E，其中锌有促进淋巴细胞增殖和活动能力作用，这些成分均能提高人体免疫功能，也可间接起到抑制细胞癌变的作用。维生素 A 类物质可延缓或阻止癌前病变，防止化学致癌剂的作用，特别是对于上皮组织肿瘤明显，临床上作为辅助治疗剂已取得较好效果。杏果中维生素 C 含量极高，大量食入维生素 C，体内会生成大量免疫球蛋白，可以使抗癌的淋巴高效率地发挥作用。

　　研究表明，癌症患者体内维生素 C 水平都非常低。维生素 C 能阻断致癌物——亚硝酸胺的形成。盐腌渍和熏制食品含有较多亚硝酸盐含量，亚硝酸盐与胺在胃中结合形成致癌物亚硝酸胺。因亚硝酸盐是植物生长的必需元素，唾液中的细菌可使自然硝酸盐变成亚硝酸盐，在胃酸作用下，亚硝酸盐会合成亚硝酸胺。维生素 C 还具有良好的抗氧化作用，能抑制一些化学物质氧化成为致癌物，能阻断致癌物的活化。

　　动物实验表明，小鼠喂食亚硝酸盐和胺后得了肿瘤，而在食物内加入维生素 C，显示肿瘤被抑制。这是因为亚硝酸物在胃中首先与维生素 C 反应，导致没有足够的亚硝酸物与胺结合成亚硝酸胺。在进食的时，维生素 C 与亚硝酸物反应最佳，因为这时胃的酸度正好发挥维生素 C 催化剂作用。人在进食含亚硝酸盐食物时同吃适量杏，则可有效地抵制亚硝酸盐生成亚硝酸胺的可能，将致癌的杀手消灭。杏子是天然的维生素 C 源，吃杏可补充维生素 C，故癌症患者应经常食用杏子和杏的加工品，也可适当食用杏仁。

调查研究发现，南太平洋岛国斐济是世界上唯一没有癌症患者的国家，当地居民人人爱吃杏，且以杏子作主食，斐济人不患癌症，与杏为主食有着密切关系。

（二）抗衰老作用

杏的抗衰老作用主要是因杏中丰富的维生素C，国外学者研究发现，人们白细胞中维生素C的含量与年龄成反比，血液中维生素C水平的高低，与老年人的寿命长短成正比例。随着年龄的增加，白细胞中维生素C含量呈下降趋势。研究发现，如果给老年人每天补充维生素C 80毫克，9个月之后，其白细胞维生素C含量可恢复到年轻人水平。

自由基是人体内致病和导致衰老的"坏分子"，维生素C作为一种高活性物质，参与了许多新陈代谢过程。近几年来在动植物衰老和逆境等自由基伤害理论的研究中，维生素C作为生物体内对自由基伤害产生的相应保护系统成员之一。维生素C可通过逐级供给电子而转变为半脱氧抗坏血酸和脱氢抗坏血酸的过程，清除体内超负氧离子、羟自由基、有机自由基和有机过氧基等自由基。维生素C还可减少皮肤中黑色素的形成，防止皮肤衰老作用，故大多化妆品中均加入维生素C。

（三）对生长发育的影响

杏中胡萝卜素及维生素A含量均很高，杏子中特别含有维生素A原，在果品中仅次于芒果。胡萝卜素能够很好地帮助人体摄取维生素A，维生素A有助于细胞增殖与生长。动物缺乏维生素A时，明显出现生长停滞。维生素A缺乏会影响雄性动物精索上皮产生精母细胞，雌性阴道上皮周期变化，也影响胎盘上皮细胞的生长，使胚胎形成受阻。维生素A缺乏还引起人体中诸如催化黄体酮前体形成所需要的酶的活性降低，从而使肾上腺、生殖腺及胎盘中类固醇的生成减少。

杏中含有丰富的锌，锌是体内数十种酶的主要成分。锌是脑细胞生长的关键，缺锌会影响脑的功能，使脑细胞减少。锌缺乏严重时，会导致侏儒症和智力发育不良。补锌对儿童的记忆有益，能增强儿童的记忆力，提高智力，促进生长发育。

（四）对心血管系统的作用

杏中含有丰富的维生素 C 和多酚类及钾元素，这些成分对维护心脑血管健康十分重要。钾有维持心肌功能作用，心肌细胞膜的电位变化主要动力之一是钾离子的细胞内、外转移。人体钾缺乏可引起心跳不规律和加速、心电图异常、肌肉衰弱和烦躁，最后导致心脏骤停。

维生素 C 和多酚成分不但能够降低人体内胆固醇的含量，还可显著降低心脏病和很多慢性病的发病危险性。

在摄入高钠食物出现水肿、血压升高时，钾具有利水降血压作用。一般而言，身体健康的人，会自动将多余的钾排出体外。适度食用杏子虽然会导致摄入钾较多但对健康不会造成大的伤害。

未成熟杏果实中含类黄酮成分较多，类黄酮有预防心脏病和减少心肌梗死的作用。

（五）其他作用

杏所含的锌对维持上皮和黏膜组织正常、防御细菌、病毒侵入、促进伤口愈合、减少痤疮等皮肤病变，及校正味觉失灵等均有妙用。

杏含丰富的维生素 A，有防止夜盲症和视力减退的作用。

杏仁中所含的维生素 E，有美容功效，能促进皮肤微循环，使皮肤红润光泽。

中医认为杏性味酸、甘、温，具有润肺定喘、生津止渴的作用，主要适用于热病津伤、烦渴食少等病患者食用。

药用主要是其核仁——杏仁。杏仁，分苦、甜两种。两种功效相同，但临床应用以苦杏仁为多；苦杏仁味苦性温，有小毒，含有苦杏仁苷，入肺、大肠经，有止咳定喘、润肠通便的功效。适用于感受风寒、喘嗽咳逆、胸满便秘等病患者食用。苦杏仁长于治实证咳喘，甜杏仁偏于滋养，多用于虚咳，临症时分别选用。甜杏仁的体积比苦杏仁大，且不含苦杏仁苷，所以味甘性平无毒。

苦、甜杏仁经过炮制，均可食用，如做酱菜、果糖、罐头食品等。

二、食疗

1. 老年慢性气管炎

（1）苦杏仁，研碎，与等量冰糖混匀，制成杏仁糖。每日早晚各服9克。十天为一疗程。

（2）甜杏仁炒熟，每日早晚各嚼食7~10粒。

（3）杏肉100克（或甜杏仁250克），核桃仁250克，蜂蜜600毫升。先用500毫升清水与杏肉煎熬1小时，再加入捣碎的胡桃仁共煎半小时，随即加入蜂蜜调匀冷却后装瓶备用，每次1汤匙，开水冲服，每日2次。

（4）苦杏仁捣烂，与等量冰糖、蜂蜜、猪油熬制成膏状，每次1汤匙，开水冲服，早晚各1次；或杏仁15克，梨1只，先将梨挖1小洞，再将杏仁捣碎后放入，封口，煮熟，食梨，每日1次。

（5）杏仁、麻黄各15克，甘草6克，豆腐250克，前三味药用布包好，同豆腐共煮一小时，去药渣，吃豆腐饮汤。每日2次。

（6）炒杏仁、炒芝麻等量共捣为末，开水送服，每服6克，每日2次。

2. 咳嗽

（1）肺燥干咳：杏肉200克，芝麻100克（炒熟），共捣烂，每次30克，开水冲服。每日2次。

（2）风寒咳嗽：杏肉、白萝卜各50克，生姜30克，水煎服，或加药炖熟后捣烂成膏。一日3次。

（3）风热咳嗽：杏仁、桑叶、菊花、桔梗、牛蒡子各9克，水煎服。每日2次。

（4）肺虚干咳：甜杏仁炒熟，每日早晚嚼食10粒，或加砂糖一同捣烂，开水冲服。每日2次。

（5）甜杏仁20克，大米100克，冰糖适量，同煮成粥，每日做早餐食用。

3. 哮喘　杏仁15克，麻黄30克，豆腐125克，共煮一小时，去药渣，吃豆腐饮汤，早晚2次分食。

4. 肺气肿　羊肺一具，杏仁、柿霜、绿豆粉各30克，白蜂蜜60毫升。将羊肺洗净，挤去血水，再将杏仁去捣为泥，同柿霜、绿豆粉放入碗内；加入蜜及清水20~30毫升，调匀成浓汁状，装入羊肺内，置容器中，加水500毫升，隔水炖熟，取出羊肺入盘中倒入汤汁，共制成日常膳食，不拘次数食用。

5. 胃寒疼痛　杏仁、胡椒、花椒各5~7粒，共捣烂，黄酒冲服。

6. 肠燥便秘

（1）杏仁、麻仁、桃仁、郁李仁、瓜蒌、当归各15克，共捣烂，加蜂蜜适量为丸，每日早晚各服6克。

（2）杏仁、桃仁各12克，胡桃仁15克，水煎服。

（3）杏仁、桃仁、当归各9克，共捣碎，蜂蜜适量为丸，每日早晚各服一剂。

（4）猪肺约250克，切块挤洗干净，加北杏10克，清水适量煲汤，初沸时，冲入姜汁1~2汤匙，用食盐少许调味，饮汤食猪肺。也用于老年人慢性支气管炎，久咳不愈。

7. 菌痢、肠炎　青杏水洗去核，捣汁，过滤去渣，文火浓缩或太阳下晒软（不可用金属器皿）如膏状，装瓶备用。大人每服9克，小儿酌减，日服2次。本方还可治原因不明的高热、食物中毒、结核潮热、咳嗽等病。

8. 痔疮　杏仁50克（去皮、去尖），大米50克，先将杏仁研碎，加水适量滤取汁，再加水 1000 毫升，用文火煎至 500 毫升，然后加入大米煮粥服之。每日 3 次。

9. 尿闭　杏仁 30 粒，去皮、尖（即种子尖端的胚芽和胚根），炒黄研末，米汤送服。

10. 跌打损伤

（1）杏仁、桃仁、红花各 6 克，大黄、甘草各 3 克，水煎服，每日 2 次。

（2）杏仁 6 克，大黄 3 克，水煎服。

（3）杏仁、大黄各等量，混合捣烂，加蜂蜜少许，敷于患处，干后即换。

11. 疮疖肿痛

（1）杏仁、白萝卜各 50 克，蒸熟后捣烂如泥，敷于患处。每日数次。

（2）杏仁 100 克（去皮），捣烂如膏，加轻粉 5 克，麻油适量，调匀敷于患处，每日 2 次。或杏仁研粉加香油调涂患处。

12. 黄水疮　杏仁适量，黄豆适量，瓦焙干，共研末，香油调匀涂患处。

13. 牛皮癣　杏仁、醋 250 克，杏仁捣烂与醋混合，加热后，趁热用醋擦洗患处。

14. 烫伤、烧伤　杏仁炭、地榆炭各 30 克，共研细末，加麻油调敷患处，干后即换。

15. 白癜风　杏仁适量，捣研成膏，取适量擦涂揉搓患处，至局部皮肤为红色。每日早、晚各 1 次。

16. 狂犬咬伤、犬咬伤

（1）先用冷水把伤口洗净，再以杏仁、雄黄各等量，捣烂如泥，敷于患处，干后即换。

（2）苦杏仁 30 克，红糖 15 克，捣烂敷患处，外部包扎。

（3）苦杏仁 20 克，甘草 3 克，黄柏 30 克，细辛 15 克，共研细末，冷开水调成糊状敷患处。

17. **鼻生疮** 苦仁适量，捣压取油，涂患处。

18. **小儿脐烂或脐突出** 杏仁去皮研成膏状敷患处。

19. **面黑、脸生黑斑** 苦杏仁去皮、研细，加入鸡蛋调和，临睡前涂于脸上，次晨用水洗去。

20. **女阴瘙痒** 杏仁适量（烧存性），研细，用棉花包裹纳入阴道。每日 1~2 次。

21. **蛲虫病** 生杏仁 12 克，捣烂，加麻油少许，制成栓剂，每晚临睡时纳入肛门内。连用 3 天。

22. **夜盲** 杏子适量，长期食用。

23. **牙痛** 杏仁烧着，吹灭后放在痛牙上咬住，连咬数次。

24. **冠心病** 猪心一个，杏仁 20 粒，猪心对纵切成两半，洗净内部血，切成薄片，撒上大蒜末，加入酱油和调料，入置 20 分钟，再将杏仁略炒，剥去皮尖，研末。制作时，将猪心用食油煎熟，入在盘子里撒上杏仁末，作拌菜吃下，此方对冠心病心衰有辅助治疗作用。

25. **带状疱疹** 苦杏仁 10 粒、芝麻油适量，把芝麻油倒在生锈的铁板上，将杏仁研磨磨尽，取擦患处。

三、禁忌

1. 龋齿患者不宜食用。杏味酸，食后可腐蚀和软化釉质，使牙釉质变松变软，加重龋齿的病情。

2. 不宜多食。日本京都大学医学部藤田一郎教授指出：过量食用水果，会使体内积蓄大量的维生素 C，进而产生草酸，草酸和人体的汗液混合排出，会损伤皮肤，使皮肤变得粗糙，严重者还会产生药物过敏性皮炎。杏又是维生素 C 含量高的水果，又其性温热，多食容易上火，诱发疮肿等热性疾患，俗称"杏伤人"，故不宜多食。杏仁更不宜多食，古代名医扁鹊认为过食杏仁可"动宿疾，令人目盲，须发落"。

小儿为稚阴稚阳之体，抗病力较差，多食容易导致发热生疮或鼻出血，发病较成人快且重。

3. 服用磺胺类药物及碳酸氢钠时不宜食用。服用磺胺类药物和碳酸氢钠时，食用酸性水果可使磺胺类药物在泌尿系统形成结晶而损害肾脏，并使碳酸氢钠的药效降低。本品为酸性水果，故服用以上药物时不宜食用。

4. 不宜与黄瓜、动物肝脏及红萝卜同时食用。红萝卜和黄瓜均含有维生素 C 分解酶或酵酶，可破坏食物中的维生素 C，动物的肝脏富含铜、铁离子，铜、铁离子极易使维生素 C 氧化，杏为维生素 C 含量高的食品，和红萝卜、黄瓜及动物肝脏同食，可使食物的营养降低。

5. 不宜与牛奶、鸡蛋等含蛋白质丰富的食物同时食用。含果酸多的水果若与牛奶等蛋白质丰富的食物同时食用，果酸会使蛋白质凝固，影响蛋白质的消化吸收，杏子为含果酸多的水果，故不宜与牛奶、鸡蛋等高蛋白食物同食。

6. 服螺内酯、氨苯蝶啶时不宜食用。服用螺内酯及氨苯蝶啶等保钾排钠类利尿药时食用含钾量高的食物，容易引起高钾血症，出现胃肠痉挛、心律失常等症状。杏为含钾较多的水果，故服螺内酯通及氨苯蝶啶时不宜食用。

李　子

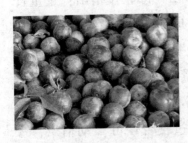

李子又名李实、嘉李子、佳庆子、佳应子。其种子（李核仁，又称李子仁、李仁）亦可作为药用。成熟李子饱满圆润，玲珑剔透，形态美艳，口味甘甜，是人们最喜爱食用的水果之一。

李子果肉含糖、胡萝卜素、维生素 B_1、维生素 B_2、维生素 C 以及钙、磷、铁等，还含有天门冬素、谷酰胺、丝氨酸、甘氨酸、脯氨酸、苏氨酸、丙氨酸等多种氨基酸。种子含苦杏仁苷。

一、主要作用

（一）对消化系统的作用

李子酸甜可口，富含维生素 C，食用可促进胃酸和胃消化酶的分泌，还有增加肠胃蠕动加快胃排空，促进干燥粪便排出作用，食用李子能促进消化，增加食欲，为胃酸缺乏患者及纳谷不香、食后腹胀、大便秘结者的优良食品。

（二）对生长发育的影响

李子中维生素 A 原（胡萝卜素）丰富，每百克含胡萝卜素 100 ～ 360 微克。胡萝卜素能够很好地帮助人体摄取维生素 A，维生素 A 有助于人体内细胞增殖与生长。食用李子和李子制成品，对生长发育有一定的作用。

（三）对肝脏的保护作用

新鲜李子果肉中含有多种氨基酸，这些不饱和脂肪酸是人体必需氨基酸，对肝脏十分有益，肝脏发生病变时则可补充损耗的营养成分。李子含有较高含量的钾离子，对治疗肝硬化腹水有较好的辅助作用。

（四）其他作用

李子也具有止咳祛痰的作用。

李核仁中含苦杏仁苷和大量的脂肪油。药理研究证实，这种成分具有显著的利水降压作用。

中医认为李子性味甘、酸、平，入肝、胃、肾经，具有清泻肝热、生津利水、促进胃酸和消化酶的分泌的作用，以及增强胃肠蠕动的作用，适用于虚劳骨蒸发热、热病烦渴食少、水肿、小便不利及肝硬化腹水等患者食用。

李核仁味甘苦，性平，主要含糖、维生素、矿物质等营养成分，有活血、利水、润肠等功效，可用于治疗跌打损伤、水肿、肠燥便秘等症。

二、食疗

1. 阴虚口渴津少

（1）鲜李子适量，洗净去核，捣烂绞汁。每次服25毫升，每日2~3次。

（2）鲜李子适量，去核后浸于白糖中8周后食用。每次5个，每日8次。

（3）鲜李子适量，捣烂取汁，凉服；李子汁、葡萄汁、甜瓜汁各适量，混合调匀，冷开水兑服。

2. 肝硬化腹水　李子洗净、去核，适量常吃有辅助治疗作用。

3. 跌打损伤　李核仁10~20克，水煎服，每日早晚各1次。

4. 食欲不振　鲜李子、葡萄干各适量，饭前嚼食。

5. 蝎子蜇伤　苦李仁适量，捣烂涂敷患处。

6. 肠燥便秘　李核仁、桃仁、杏仁各10克，水煎服。

7. 面黑、脸生黑斑　李核仁外皮研细，加入鸡蛋清调和，临睡前涂于脸上，次晨用水洗去。连续使用一周以上，可起效，用药期间忌酒。

三、禁忌

1. 服用中药白术时不应食用。中药白术与李子相畏，服用中药白术时食用李子可以降低药物的疗效或变生他症。

2. 体虚、久病者不宜多食。李子具有通泄渗利的作用，多食耗损正气，《滇南本草》说："不可多食，损伤脾胃"。《千金·食治》说"不可多食，令人虚"。

3. 慢性胃肠炎、慢性肝炎等病患者不宜多食。李子味甘酸，多食能蕴湿生痰，损伤脾胃之气，加重慢性胃肠炎、慢性肝炎的病情。

4. 服磺胺类药物时不宜食用。服磺胺类药物时忌食酸性食品，本品为酸性食品，食用后有使磺胺类药物在泌尿系统形成结晶损害肾脏的作用。

5. 不宜与雀肉或蜂蜜同食。据古文献记载，李子不能与雀肉或蜂蜜同食，否则会损人五脏。

6. 未熟及浮于水面的李子不宜食用。未熟李子味道苦涩，不但口感不好，而且容易导致腹泻，故不宜食用。置于水中浮水面上的李子有毒，不可食用。

杨 梅

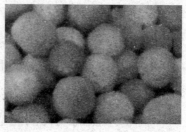

杨梅又称朱红、树梅、圣生梅、白蒂梅。梅子的种类繁多，该属有50多个品种，我国已知的有杨梅、毛杨梅、青杨梅和矮杨梅，杨梅是梅子的品种之一，话梅、乌梅为一品中的两种加工品。话梅是常见食品，乌梅为常用药品。

杨梅属于杨梅科乔木植物，又称为圣生梅、白蒂梅，主要分布于在我国华东和南方各省，是我国主要栽培的主要品类。杨梅核果球形，有小疣状突起，熟时深红、紫红，味甜酸。具有很高的药用和食用价值，

话梅是制作食品，选用芒种后的黄色未全熟梅子，从树上采摘洗净后，放在大缸里用盐水泡浸月余，取出晒干；晒干后再用清水漂洗，晒干，然后用糖料泡腌，再晒干，如此反复多次，可谓"十蒸九晒，数月一梅"，最后成为肉厚干脆、酸甜适度的话梅。话梅如果贮藏得当，防潮防蛀，可保存数年不变质。

乌梅别名酸梅、合汉梅、干枝梅，为梅子的近成熟果实，经烟火熏制而成。如果用青梅以盐水日晒夜浸，10 日后有白霜形成，叫做白霜梅，功效与乌梅类似，宜忌相同。主要含脂肪、蛋白质、维生素 E、维生素 C、胡萝卜素、柠檬酸、苹果酸、钙、磷、铁等成分。

一、主要作用

（一）抗病原微生物作用

实验研究表明，乌梅水煎液对金黄色葡萄球菌、炭疽杆菌、白喉和类白喉杆菌、肺炎球菌等皆有抑制作用，对抑制大肠杆菌、痢疾杆菌、结核杆菌、宋氏痢疾杆菌、变形杆菌、伤寒和副伤寒杆菌、铜绿假单胞菌、霍乱弧菌等肠内致病菌也有效。梅子的乙醇浸液对一些革兰阳性和阴性细菌及人型结核杆菌均有显著抗菌作用，对致病性皮肤真菌有抑制作用，乌梅水煎液在试管内对须疮癣菌、絮状表皮癣菌、石膏样小芽胞菌等致病皮肤真菌有抑制作用。含乌梅的乌梅丸煎液能抑制蛔虫的活动。

（二）对免疫功能的影响

乌梅水煎剂或合剂能增强机体免疫功能。实验研究还发现，梅子煎剂能减少豚鼠蛋白性休克的动物死亡数，对离体兔肠也有明显抑制作用，证明乌梅具有抗蛋白质过敏作用。

（三）抗癌作用

梅子有一定抑制癌细胞作用，乌梅体外试验对人体子宫颈癌有抑制作用，抑制率在 90% 以上，证明常食梅肉可以防止细胞变异，进而起到防癌抗癌作用。

（四）其他作用

乌梅能够使胆囊收缩，促进胆汁分泌和排泄，为治疗胆道疾病及胆道蛔虫症的良药。

梅果肉含有较多的钾，饮用乌梅制作的酸梅汤，可防止汗出太多引起的钾流失，减轻低钾所致的倦怠、乏力、嗜睡等症状，是清凉解暑生津的良品。

梅子可用于治疗角质化肌肤，尤其对干燥角质化的肌肤更为有效，还可以治疗足部疾病，如胼胝或鸡眼。

青梅及其制品或梅子汁均含钾多而含钠较少，因此，需要长期服用排钾性利尿药的患者适宜食用。

梅子所含的儿茶酸能促进肠蠕动，有利排便，适宜便秘患者食用

梅子中含多种有机酸，有改善肝脏功能的作用。

梅子中的梅酸有软化血管，推迟血管硬化的作用。

中医认为：杨梅性味酸、涩、温，入肺、脾、胃、大肠诸经，具有敛肺止咳、涩肠止泻、生津安蛔、敛汗止血、解毒等作用。杨梅主要用于治疗久咳不止、中暑、糖尿病、胃痛、恶心呕吐、泄泻、痢疾、疮疖、鸡眼、牛皮癣、蛔虫、钩虫及汗症、多种出血症、烦热口渴等。

二、食疗

1. 老年慢性支气管炎久咳不止　诃子、杨梅、炒山楂、白果、陈皮、茯苓各10克，共研细末，每服3克。每日3次。

2. 自汗、盗汗

（1）杨梅、黄芪、当归、麻黄根各10克，水煎服。每日2次。

（2）杨梅30克，浮小麦、黄芪各15克，糯稻根1把，水煎服。每日2次。

（3）杨梅15个（捣烂），麻黄根10克，糯稻根15克，水煎服。每晚临睡前1次。

3. 中暑、口渴烦热

（1）杨梅60克，白糖送服，水煎取汁，冷服。

（2）杨梅、白糖各适量，加水煎煮，制成梅汤，凉后饮用。

（3）杨梅、玉竹、石斛、天花粉各6克，水煎服。

（4）新鲜杨梅500克，洗净，加白糖100克，腌渍2～3天后食用。每次食用10个，每日烦渴时食用。

4. 糖尿病

（1）杨梅肉100克，微炒为末，每取10克，水送服，每晚睡前1次。

（2）杨梅、丹皮、五味子、淮山药、生熟地各10克，肉桂2克，水煎服。每日2次。

5. 胃痛

（1）青梅酒（青梅若干个，泡于高粱酒中，密封1个月即成）适量，常饮。

（2）杨梅2个，大枣3枚，杏仁7粒，混合捣烂，开水送服。

（3）杨梅、元胡各10克，白芍15克，蒲公英30克，水煎服。每日2次。

6. 食积　杨梅适量，食盐腌制备用，越陈越好，需时取数枚泡开水服食。

7. 泄泻

（1）杨梅6个，浓煎，饭前空腹饮用。每日2～3次。

（2）梅子30克，诃子15克，共研细末，以蜂蜜调和。一日3次服。

（3）杨梅、诃子、党参、白术各10克，水煎服。每日2次。

（4）鲜杨梅若干，浸入高粱酒中，密封1个月即成，每服15毫克；或吃酒浸杨梅2～3个。每日3次。

8. 呕吐泄泻

（1）鲜杨梅汁20毫升，生姜汁10毫升，浓冰糖水调服。

（2）杨梅20克，冰糖15克，水煎服。

9. 痢疾

（1）每次吃酒浸杨梅2～3个。每日2次。

（2）杨梅 5 ~ 6 个，烧熟而食。每日 2 次。

（3）杨梅适量，烧存性，研为细末，每取 6 克，以白糖水或米汤冲服。每日 2 次。

（4）杨梅（去核）100 克，烧焦为末，每服 10 克，米汤送服。

（5）杨梅 20 个，去核，水煎，每日饭前服用。

（6）杨梅 80 克（捣碎），香附 12 克，水煎服。每日早晚各 1 次。

10. 胆囊炎及胆石症　杨梅、金钱草、海金砂、元胡索、鸡内金、炙甘草各 15 克，水煎服。每日 2 次。

11. 尿血、便血

（1）猪血 500 克，杨梅 10 个。将猪血煮熟，放入杨梅煎汤，去杨梅后服。

（2）杨梅 100 克，烧存性为末，醋调为丸（如梧桐子大），每服 50 丸，空腹时以米汤或酒冲服。每日 2 ~ 3 次。

12. 风湿关节痛

（1）青梅适量泡酒，适量饮服。

（2）青梅适量泡酒擦抹痛处。一日数次。

13. 蛔虫症

（1）杨梅 30 克，白糖 20 克，浓煎冷服。

（2）杨梅 10 克，川椒、黄连各 6 克，生姜 3 片，水煎服。

（3）杨梅 50 克，浓煎取汁，加陈醋 20 毫升，腹痛发作时一次服完。

14. 钩虫病　杨梅 30 克，浓煎取汁，早上空腹一次服完，中午前再服 1 次。

15. 疮疖

（1）杨梅适量，烧存性，研为细末，麻油调涂患处。一日数次。

（2）杨梅 9 克，烘干为末，加冰片少许，清洗疮面后外撒药粉。一日数次。

16. 牛皮癣　50% 的杨梅膏开水冲服。一次 9 克，每日 3 次。

17. 皮肤溃疡

（1）杨梅肉适量，加醋捣烂如泥，涂敷患处。

（2）杨梅粉、明矾适量，加 2 倍量的凡士林，混合调匀，涂敷患处。每日 1 次。

18. 烫伤、烧伤　杨梅 6 克，烧存性，研为细末，用麻油或菜子油调敷伤处。每日 2～3 次。

19. 外伤出血　杨梅肉适量，捣烂敷患处。止血、止痛效果良好。

20. 鸡眼　杨梅 30 克，以浓盐水浸泡 1 天后去核，加醋适量，捣烂如泥，敷于鸡眼上，外用胶布固定。数日可除。

21. 子宫出血

（1）杨梅 30 克，红糖适量，水煎服。每日 2 次。

（2）每次口服杨梅流浸膏 5 毫升。每日 3 次。

（3）杨梅、当归、黄芩、芍药、艾叶炭各 10 克，水煎服，每日 2 次。

22. 口臭

（1）每日早、晚吃梅子 1～2 个。

（2）常口含梅制果脯，口臭可除。

23. 头痛

（1）杨梅适量，焙干为末，头痛发作时取少许吹入鼻中取嚏。每日 2 次。

（2）饭后用薄荷汤送服杨梅末 6 克。每日 2 次。

24. 牙疳　杨梅核适量，烧成灰，涂抹患处。每日数次。

25. 鼻息肉　杨梅（连核）、冷米饭粒各适量，混合捣烂，涂抹患处。每日数次。

26. 酒精中毒　新鲜杨梅 20～30 克，加水煎煮 30 分钟，加入少许白糖，放冷后饮用。

三、禁忌

1. 感冒患者不宜食用。感冒患者应食辛散之品，以利表邪发散，忌食酸涩收敛性食物，本品酸涩收敛，故感冒患者不宜食用。

2. 支气管炎、气管炎及哮喘痰湿较盛者不宜食用。杨梅味酸，可生湿生痰，涩可敛邪，气虚无痰或痰少的呼吸系统疾病患者适宜食用，支气管炎及哮喘痰湿较盛者食用，则会加重病情，故不宜食用。

3. 服磺胺类药和碱性药物时不宜食用。服磺胺类药及碱性药物忌食酸性食物，本品酸性较强，食用则会影响药效或产生不良反应。

4. 实热内盛者不宜食用。杨梅性温易助热生火。实热内盛者食则会加重病情。

5. 龋齿患者不宜食用。杨梅味酸腐齿，食用后留在齿缝间可腐蚀牙齿，使患者龋齿加重。

6. 服用维生素 K 时不宜食用。食物中的维生素 C 可使维生素 K 分解破坏。本品含有丰富的维生素 C，服维生素 K 时可使药效明显减低。

7. 不宜和牛奶同时食用。杨梅富含果酸，与牛奶同时食用，果酸会使牛奶中的蛋白质凝固变性，影响消化吸收，使营养成分降低。

8. 不宜和萝卜同时食用。萝卜与含大量植物色素的杨梅一起食用，经胃肠道消化分解，可产生抑制甲状腺作用的物质，从而诱发甲状腺肿，故杨梅不宜和萝卜同时食用。

9. 不宜和黄瓜一起食用。富含维生素 C 的果蔬不宜和黄瓜同时食用。因黄瓜含维生素 C 分解酶，可破坏水果、蔬菜中的维生素 C，使营养价值降低。

10. 不宜和大葱同时食用。

11. 痔疮、崩漏等出血性疾病不宜多食。杨梅性温热，易助热生火，多食可加重血热火旺的出血性疾病病情。

🍳 樱　桃

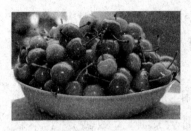

樱桃又名荆桃、朱樱、朱果、樱珠、含桃，主要含有糖、脂肪、蛋白质、维生素A、B族维生素、维生素C、胡萝卜素以及钙、磷、铁等成分。一般水果中铁质的含量都很少，但樱桃的含量较高，比等量的苹果、橘子、梨要多20倍以上，在水果中占首位。

铁是人体合成血红蛋白、肌红蛋白的原料，不仅在人体的免疫、遗传、蛋白质合成以及能量代谢等生命过程中，发挥着重要的作用，而且与人的大脑及神经功能、衰老，甚至与肿瘤发生等都有密切关系。因此，多食樱桃可补充体内对铁元素的需求，既可防治缺铁性贫血，又可增强体质、健脑益智。

中医认为，樱桃性味甘、温，归脾、胃、肝经，具有益气通络、祛风除湿的作用，适用于中风后遗症、四肢不仁、风湿腰腿疼痛、冻疮、甲状腺肿大、烫伤、烧伤等患者食用。此外，樱桃还能益颜美容，坚持用樱桃汁涂擦面部及皱纹处，能使面部皮肤嫩白红润，去皱消斑，青春常驻。

樱桃的果核，性温，有发汗、透疹的功效。临床上用作发汗、透疹专剂。凡麻疹初起，出而未透的都适用；也可煎汤外用，也有透疹的效果。

一、食疗

1. 贫血

（1）樱桃不限量经常食用，有促进血红蛋白再生的功效。

（2）鲜樱桃 2000 克，加水煎煮后加白糖 1000 克，每日服 30 ~ 40 克。

2. 防治麻疹

（1）鲜樱桃 1500 克，装罐内封固，埋入地下，经 7 ~ 10 天取出，樱桃自化为水，去核，备用。在麻疹流行时，给小孩饮 1 杯，可预防麻疹。

（2）樱桃汁 30 毫升，炖热温服，樱桃核 10 ~ 15 克（捣烂），水煎服，同时煎水外洗，可治疗麻疹。

（3）樱桃核 30 个（捣烂），连根葱白 1 个，水煎，服时加糖少许。日服 2 次。

（4）麻疹透发不畅　樱桃汁一杯，炖温服。

（5）樱桃核 9 克，水煎服。

3. 烧伤、烫伤

（1）樱桃捣汁涂患处，每日 2 次。

（2）樱桃汁、猪油、生桐油，加入盐调匀，再入牛奶，每日涂患处数次。

4. 风湿腰腿痛、关节炎

（1）樱桃适量，泡酒常饮。

（2）鲜樱桃 1000 克，独活 50 克，威灵仙 30 克，浸酒中，酒量以高出樱桃 1 ~ 2 厘米为度，1 个月后食用。

（3）每次食樱桃 10 枚，每日 2 次。

5. 冻疮

（1）用樱桃酒精液（取八成熟樱桃若干，装入瓷坛内，倒入 75% 酒精将樱桃浸没，加盖密封，埋入背阴处土中，冬季取出备用）涂擦患处，或以浸泡后的樱桃肉贴患处。

（2）直接用去核樱桃贴敷患处。疮面过大时，可将樱桃果肉研成泥状，敷患处，每日 2 ~ 3 次。

（3）将樱桃适量、茄子蒂少量浸入高粱酒中（酒量以浸没樱桃为度），加盖密封，浸泡半年后取液外擦患处。每日 3 ~ 5 次。

6. 疝气　樱桃核 60 克，醋炒为末，每取 15 克，开水送服。每日 2 次。

7. 虫蛇咬伤　樱桃树叶适量捣汁，每次服半酒杯，并以渣敷患处。

8. 甲状腺肿　樱桃核适量，加米醋磨汁，常涂患处。

9. 汗斑　樱桃汁涂患处。每日数次。

10. 病后体虚、食欲不振、神疲乏力　新鲜樱桃 1000 克，洗净，绞汁，置锅内煮沸后用文火熬半小时，再加入蜂蜜 500 毫升，搅匀冷却即可食用。每次 1 汤匙，温开水冲服，每日 3 次，连续服用。

11. 霰粒肿（睑板腺囊肿）　樱桃核适量水磨成浓汁，搽患处，每日 3 次，治霰粒肿日久不消及复发者。

12. 蛔虫、蛲虫病　樱桃树根 9 ~ 19 克，水煎服。

二、禁忌

1. 白癜风患者不宜多食。樱桃含有效丰富的维生素 C，维生素 C 在黑色素的代谢过程中，能使黑色素的生成中断、加重白癜风的病情。

2. 不宜和动物肝脏同时食用。动物肝脏中含有丰富的铜、铁离子，铜、铁离子可使维生素 C 氧化为去氢抗坏血酸，使食物的营养价值降低。

3. 肺炎、气管炎患者属肺热者禁忌食用。《日用本草》说：樱桃"其性属火，能发虚热喘嗽之疾"。呼吸系统疾病属肺热者食用则会加重病情，特别是小儿，过食樱桃极易生肺热。

4. 不宜多食。樱桃性温热助火，故不宜多吃。果中一定量的有毒成分——氰，核中含量尤多，水解后产生具有毒性的氢氰酸，故不宜过量食用。

草 莓

草莓又名红莓、洋莓、地莓等，为蔷薇科、草莓属多年生草本植物一种红色的花果。草莓外观呈心形，鲜美红嫩，果肉多汁，含有特殊的浓郁水果芳香，是一种色鲜味美、营养丰富、颇受人们喜爱的鲜食水果。

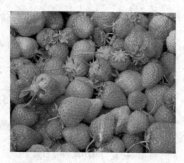

草莓国内优良品种草莓栽培的品种很多，全世界共有 2000 多种，但大面积栽培的优良品种只有几十个。中国自己培育的和从国外引进的新品种共有 200～300 个。生产上主要的栽培品种主要有硕丰草莓、明晶草莓、明旭草莓、春旭草莓、春都号草莓、石莓 1 号草莓等。

草莓含脂肪、蛋白质、胡萝卜素、维生素 C、维生素 B_1、维生素 B_2、烟酸、果糖、蔗糖、葡萄糖、柠檬酸、苹果酸、果胶、钙、镁、磷、钾、铁等成分。

一、主要作用

（一）对心脑血管的作用

草莓含有丰富的维生素 C，每百克鲜草莓含维生素 C 50～100 毫克，比苹果、葡萄高 10 倍以上。维生素 C 可以保护心脑血管，降低细血管脆性，除了可以预防坏血病外，对动脉硬化、冠心病、心绞痛、脑出血、高血压、高血脂等疾病，都有积极的预防作用。

草莓中所含的花青素对保护心脑血管也有类似作用。英国《每日邮报》刊登一项新研究发现，蓝莓、草莓等红、蓝、紫色浆果和蔬菜中所含的抗氧化剂花青素具有防止和修复细胞受损的作用。该研究对 9.3 万人进行了长达 18 年的跟踪调查。参试者年龄为 25～

42 岁，分为 5 组，分别每 4 年报告一次饮食情况及影响心脏健康的其他情况。结果发现，每周吃鲜蓝莓或草莓汁少约 300 克的人比其他参试者心脏病发病率更低。研究者认为，红、蓝、紫色水果蔬菜中的自然抗氧化剂可使年轻人和中年人心脏病患病概率降低 32%。

研究还认为，花青素有助于提高高密度脂蛋白胆固醇水平，同时还可以减少与心脏病有关的体内炎症。如果人在年轻时多食用富含花青素的水果、蔬菜，如蓝莓和草莓、紫茄子、李子、樱桃等，更有助于降低日后患心脏病的危险。

(二) 抗癌作用

草莓所含维生素 C 有阻断致癌物亚硝酸胺形成的作用。盐腌渍和熏制食品亚硝酸盐含量较多。中国人的传统习惯，几乎每家都会食用腌制咸菜或泡菜；为了人们的生活更方便，熟肉制品如咸肉、香肠也越来越多，这是餐馆家庭都会食用的食品。研究发现，红肉制品中用于防腐、上色、调味的硝酸盐和亚硝酸盐可能是导致膀胱癌肾癌的最重要凶手。硝酸盐形式存在于植物体内甚多，因为它是植物生长中叶绿素的必需元素。因为化肥的广泛使用，不少蔬菜中含氮类化肥还未完全转化，看起来浓绿新鲜的叶类蔬菜含有较多亚硝酸盐。食入含有硝酸盐的食物后，口腔中与唾液中的细菌使自然硝酸盐变成为亚硝酸盐，亚硝酸盐与胺在胃中结合形成致癌物——亚硝酸胺。如果将亚硝酸物与胺放在一起，同时加入维生素 C，维生素 C 能阻断亚硝胺的形成，使之不能被消化吸收只能通过消化道排泄。草莓所含的维生素 C 便自然地起到了阻断癌源的作用。

草莓是鞣酸含量丰富的植物，在体内也有吸附和阻止致癌化学物质吸收的作用。

(三) 对皮肤病的作用

食用富含维生素 C 食物——草莓可影响皮肤中黑色素的生成、转移与降解过程，经常食用草莓还有使皮肤美容、增白、消除黑斑作用。研究发现，皮肤中所含的酪氨酸—酪氨酸酶反应受到干扰便会影响皮肤中黑色素的合成。产生干扰作用的物质就是维生素 C，如果在反应过程中加入维生素 C，就会阻止多巴进一步氧化为多巴色素，并使已合成的多巴酶被还原为多巴，以致黑色素不能合成。食用富含维生素 C 的草莓，就如同在皮肤反应过程中加入了维生素 C，故能起到消除黑色素，使皮肤鲜嫩细腻、白皙，光洁度及弹性增加的效果。

科学研究已经证实，维生素 C 能消除细胞间的松弛与紧张状态，经常食用草莓，补充维生素 C，还可改善微血管循环，对皮肤病有辅助治疗和预防作用。

（四）抗癌作用

草莓富含维生素 C，是阻断致癌因素主要物质。据报道，每天吃富含维生素 C 的新鲜水果，胃癌、食管癌、口腔癌、咽癌、乳腺癌及宫颈癌的发病率会大大降低。还有些研究指出含维生素 C 丰富的水果有助于预防结肠癌和肺癌。

调查研究发现，美国 20 世纪 30 年代胃癌死亡病因从第一位下降到第七位的原因不是归功于任何医疗措施，是由于食物有了冰箱冷藏，加以空运发达，人们能够吃到更新鲜的水果和蔬菜，食用盐腌或渍的食物相对减少的缘故。日本北部胃癌发病率高是因为喜欢用盐腌渍的食品，如大酱、腌菜和咸鱼。虽有冰箱，但饮食习惯没有改变。伊朗部分地区胃癌发病率也很高，也是因为能进食的水果与蔬菜很少，维生素 C 摄入量严重不足。故癌症患者可多食用草莓类水果补充维生素 C，健康人群食用则有预防癌症发生作用。

（五）其他作用

经常食用草莓有一定抗衰老作用，研究表明，维生素 C 能使脑细胞结构坚固，对脑和智力发育有重要影响。维生素 C 还是人体内导致衰老等多种疾病的致病坏分子——自由基的杀手。

草莓营养素对生长发育有很好的促进作用，对老人、儿童大有裨益。

草莓对胃肠道疾病和贫血均有一定的补养调理作用。饭后食用一些草莓，可分解食物脂肪，有利消化。草莓中的维生素及果胶对改善便秘和治疗痔疮、高脂血症均有一定效果。

草莓中含有一种胺类物质，对白血病、再生障碍性贫血等血液病亦有辅助治疗作用。

草莓中含有苹果酸为一种收敛剂，与发酵粉混合时产生氧化作用，可以去除咖啡、红酒和可乐在牙齿表面留下的污渍。

草莓还有清除有毒物质及体内的重金属离子作用。

中医认为草莓性寒，味酸、甘，归肺、脾经。具有润肺止咳、益气养血、清热除烦、通淋解毒等功用，主要用于治疗肺热咳嗽、气虚贫血、消化不良、暑热烦渴、痢疾、便秘、疮疖、毒蛇咬伤等病症。

此外，草莓在生长过程中为防止病虫害，常喷洒农药，造成果体农药残留，因农药大多属酸性成分，可用碱水或苏打水浸泡后食用。虽然碱能中和部分营养成分，但为去除残留农药，新买的草莓最好还是浸泡一下再吃。

二、食疗

1. 暑热烦渴　草莓汁，加适量白糖冲服，一次 50 毫升，烦渴时服用。

2. 肺热燥咳　鲜草莓汁、柠檬汁、生梨汁各 50 毫升，蜂蜜 30 毫升，混匀。每日早晚各 1 次服用。

3. 贫血

（1）草莓、樱桃各 100 克，红枣 50 克，荔枝干 30 克，糯米 150 克，煮粥常食。

（2）草莓 100 克，红枣 15 颗，荔枝干 30 克，糯米 150 克，入锅，加适量水熬粥食用。每日 1 次。

（3）草莓 150 克，洗净后榨成汁，加入等量米酒拌匀即成草莓酒。早晚各饮 1 杯。

4. 高脂血症　草莓 100 克，山楂 30 克，荷叶 15 克，冬瓜皮、冬瓜子各 15 克，水煎服。每日早晚各 1 次。

5. 糖尿病　鲜草莓适量洗净，频频食用。

6. 干咳　鲜草莓 100 克，蜂蜜 30 克，入锅，一同隔水蒸烂。每日 3 次分服。

7. 小儿疳积　草莓 50 克，山楂、神曲各 20 克，鸡内金 20 克，陈皮 6 克，水煎服。每日 1 次。

8. 大便秘结　草莓 50 克，麻油、蜂蜜各适量，草莓捣烂，余两味调匀，睡前空腹食用。每日 1 次。

9. 血尿　鲜草莓 100 克，瞿麦 12 克，车前子 10 克，小蓟 15 克，海金沙 20 克，水煎服。每日 1 次。

10. 疮疖、毒蛇咬伤　鲜草莓适量，捣烂加红糖外敷患处，每日 2～3 次。

11. 烫伤　鲜草莓 60 克，滑石粉 30 克，捣烂外敷患处。每日换药 2 次。

12. 口腔溃疡、舌体生疮　鲜草莓 100 克，捣汁含服，每日数次。

13. 醒酒　鲜草莓 250 克，洗净后榨成汁，饮酒后头晕头痛时马上饮用，可缓解症状，有助于醒酒。

三、禁忌

1. 慢性胃炎、慢性肠炎及消化功能紊乱者不应多食。本品寒凉，伤阳助寒，可加重消化系统疾病的病情。

2. 不宜与高蛋白饮食同食。草莓所含的酸性物质，容易和蛋白结合，产生不被人体消化吸收的成分，降低蛋白食品的营养价值，故不宜同时食用。

枇　杷

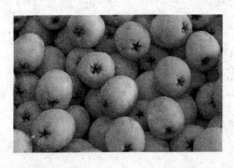

枇杷古称卢橘，是夏果中的佳品，成熟后色黄如杏，酸甜可口，主产于广东、广西、福建等南方各省。枇杷果肉主要含碳水化合物、蛋白质、苹果酸、柠檬酸、维生素 A、B 族维生素、维生素 C 及磷、铁、钙等营养成分。枇杷果核含苦杏仁苷。枇杷叶含挥发油、皂苷、维生素 B_1、葡萄糖、枸橼酸盐、鞣质等成分。

中医认为枇杷性味甘、酸、凉，具有润肺止渴、利气、止咳和胃、降逆的作用，适用于肺炎、吐血、小儿惊风发热等患者食用。本品常用作泻火、淋病利尿之药，也可用为夏季清暑剂。因枇杷叶既能清肺气而镇咳，又可降胃逆而止呕，凡风热燥火等引起的咳嗽、呕吐都可应用，因此是镇咳止呕的常用药物，中药"枇杷露"和"枇杷膏"即是用叶和果加冰糖用文火熬制而成。治肺热咳嗽，多蜜炙用，降胃逆止呕多用姜汁炙。

值得注意的是，枇杷核仁虽为有效的祛痰镇咳药，但其含有剧毒的氢氰酸，易使人中毒。轻者呕吐，重者呼吸困难、昏迷，如不及时急救可导致死亡，因此不应自己制作服用。

枇杷叶背面绒毛很多，用时可刷去或布包入煎。

一、食疗

1. 防治痱疹　枇杷叶煎汤，加入浴水中沐浴。

2. 气管炎

（1）枇杷叶30克，款冬花9克，生甘草6克，水煎服。

（2）枇杷叶30克去毛，蜜炙，煎汤代茶饮服。

（3）枇杷果100克，剥开成两半，果核捣碎，加水煎汤服。

3. 肺结核咯血　枇杷叶30克，白芨9克，百部6克，水煎服。

4. 呕吐　枇杷叶15克，生姜3片，水煎服。

5. 津少口渴　枇杷果、大梨各1个，捣汁饮服。

6. 回乳时乳房胀痛　枇杷叶5片，土牛膝9克，水煎服。

7. 防治流感　枇杷叶、金银花各15克，水煎，连服3天。

8. 暑热烦渴　枇杷叶、鲜竹叶各15克，煎汤代茶饮服。

二、禁忌

1. 不熟之果不宜食用。《本经逢原》说：枇杷"若带生味酸，力能助肝伐脾，食之令人中满泄泻"。

2. 不宜与海味食物及其他富含蛋白质的食物同时食用。枇杷富含果酸，若和含钙或蛋白质丰富的海味及其他富含蛋白质的食物同时食用，果酸可与海味中的钙结合发生沉淀，使蛋白质发生凝固，影响营养成分的消化吸收。

3. 不宜与萝卜、黄瓜等食物同时食用。枇杷含有丰富的维生素C，若和萝卜或黄瓜同时食用，维生素C将会被黄瓜中的维生素C分解酶及萝卜中的抗坏血酸酵酶破坏。

芒　果

芒果为漆树科植物芒果的果实，果成熟时呈椭圆形或肾形，微扁，色黄，核大而扁，有少许纤维。芒果花开极繁，蜜蜂望之而喜，故又名蜜望、望果，古称庵罗果、香盖，俗称芒果、檬果、栋果。

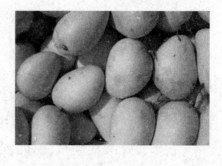

芒果原产于亚洲南部。主产于台湾、广东、广西、福建、云南

等地。于夏季果实成熟时采收，果肉可以食用，果核可作药用。选购时以果大饱满、色黄艳丽、汁多清香、甜而不腻为佳。

由于芒果汁多而清香，味甜而不腻，食之爽口，色黄艳丽，外形奇观，视之悦目，故很受人们的青睐。又因芒果结果时花多实少，且难以贮藏，故在我国仅有少数人能看到新鲜芒果并品尝到它的美味。所以，目前芒果在我国仍是稀少的果品，有"热带水果之王"的美称。

芒果主要含有糖、蛋白质、粗纤维、维生素 C、维生素 B_1、维生素 B_2 和胡萝卜素、叶酸、钙、磷、铁，以及芒果酮酸、异芒果醇酸、阿波酮酸、没食子酸、木榭皮素、芒果苷等。

维生素 A 含量高达 3.8%，比杏还要多出 1 倍，维生素 A 是具有防癌、抗癌功效的主要作用因子之一。

每百克芒果是果肉中所含的维生素 C 为 56.4~136.5 毫克，有的可高达 189 毫克，超过橘子、草莓。因此常吃芒果可以补充体内维生素 C 的消耗，降低胆固醇、三酰甘油，有利于防治心脑血管疾病，维生素 C 是阻断亚硝酸盐合成亚硝酸胺的主要武器，可防止亚硝酸胺在体内形成而导致癌症产生。

近年研究表明，芒果不仅有抗癌的药理作用，而且能使肠蠕动增强，促进胃肠排空，使粪便在结肠内停留时间缩短，对防治结肠癌十分有利。芒果苷有祛痰、镇咳及抗肿瘤作用，未成熟的芒果果实能抑制葡萄球菌、大肠杆菌。

中医学认为芒果味甘、微酸，性平，具有生津止渴、止呕、利尿等功效。适用于津液不足、口渴咽燥及呕吐、小便不利等患者食用。

芒果核仁亦可入药主要含硬脂酸、油酸、棕榈酸、花生酸、肉豆蔻酸及谷甾醇、淀粉、氢氰酸等成分。

芒果核味酸涩性平，有消食积、治疝痛等功效，可用于小儿食积不化、疝气疼痛等症。

一、食疗

1. 津少口渴　芒果 2 只，洗净生食。每日 2 次，连食 3～6 日。

2. 食积不化及小儿疳积　芒果 2 只生食，早晚各 1 次。

3. 乘车船眩晕、呕吐　芒果 1～2 只，生食。

4. 呕吐　芒果适量煎水饮服，每日 1～2 次。

5. 疝气疼痛　芒果核 2～3 个，荔枝核 3 个，水煎服。

6. 酒精中毒　芒果 500 克，捣烂取汁服。

7. 慢性咽喉炎　芒果适量，煎水代茶频饮。

二、禁忌

1. 不宜和含高蛋白质的食物同食。芒果含有丰富的维生素 C 及其他果酸，有助于消化脂肪类食物，对蛋白类食物不但不利于消化吸收，反容易与蛋白结合，生成不宜消化的成分，故不宜与鸡蛋、海味等高蛋白食物同时食用。

2. 芒果核仁不宜多食。芒果核仁中含有毒的氢氰酸，故芒果核不宜过量服用，以免引起中毒。

黄皮果

黄皮果为芸香科植物黄皮的果实，浆果球形或扁圆形，又名黄枇、黄弹子、黄皮子、黄檀子、金弹子、王坛子等。黄皮果果色泽金黄艳丽，其味甘酸如葡萄，且有香味，在水果中可与荔枝并称，为名列前茅的色、香、味俱佳的果品。

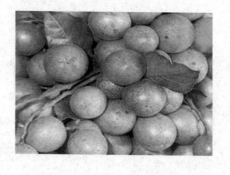

黄皮果于 6 月果实成熟时采收。可作水果生食，果核可作药

用。主产广东、广西、福建等地。著名品种有福建的"鸡心种"、广州市郊的"歧山甜黄皮"等，尤其是"黄皮大王"，因其皮薄、肉厚、汁多、甜中带酸、产量高而为诸品种之冠。

黄皮果主要含糖、脂肪、维生素 C、胡萝卜素、有机酸及果胶等，种子含油量为 53.21%。每百克果肉中尚含维生素 C 40～60 毫克，对心血管系统疾病有一定的防治作用。由于所含果酸较多，食之甜中带酸，能助消化，南方民间有"饥食荔枝，饱食黄皮"之说。

中医学认为黄皮果味甘、酸，性温。具有消食、化痰、理气等功效。适用于食积不化、胸脘满闷、痰多咳喘等患者食用。

黄皮果核味辛苦，性温。有理气、散结、止痛等功效，可用于胃痛、疝气肿痛等症，外用可治疮疖、昆虫咬伤。

一、食疗

1. 痰多咳嗽　黄皮果 100 克，酌加开水炖服。

2. 食积胀满　黄皮果用食盐腌制，用时取 30～50 克，酌加开水炖服。

3. 胃痛　黄皮果核 10～15 克，水煎服。

4. 疮疖　黄皮果核适量蘸水擦涂患处。

5. 虫咬伤　黄皮果核适量，捣烂，外敷患处。

二、禁忌

1. 不宜和含高蛋白质的食物同食。黄皮含有丰富的维生素 C 及其他果酸，容易与蛋白结合，生成不宜消化的成分。

2. 内热较重者不宜食用。黄皮果性温，多食易助热动火，好发疮疖，内热患者更不宜多食。

第三章　饮用品

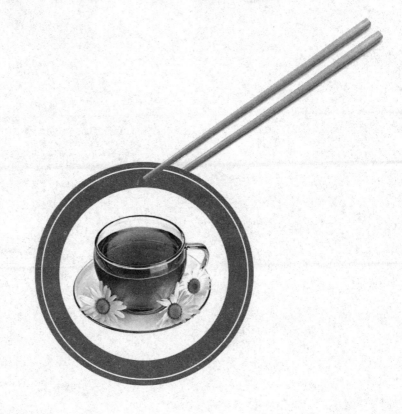

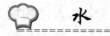

水

水是人体内六大营养素（水、蛋白质、脂肪、糖类、矿物质、维生素）之一，是体液的主要成分，是维持人体正常生理活动不可缺少的物质。人体中含水量约占体重的 2/3，体内各器官都含水，但含量各不相同。如血液、淋巴液含水高达 90%，肌肉含水 70%，骨中含水量为 22%。

水是运送养料和排泄物的媒介，没有水养料不能被吸收，废物不能被排出，从而造成中毒，甚至死亡。实验证明，一个人只喝水而不吃食物，生命大约能维持 70 天；若不喝水，生命只能维持 7 天左右。由此可见，水与生命息息相关。"饿不死人渴死人"，说明水对维持生命的重要性。

一、主要作用

（一）维持体液的电解质平衡

体液的渗透压由其中所含的无机盐如氯化钠等来维持。体内细胞之所以能维持紧张状态及物质的正常代谢，与细胞内、外液的渗透压有着密切关系，而体液的主要成分是水，水中溶解了多种电解质，从而使体液达到酸碱平衡。若一个人因大量出汗、腹泻或呕吐失水过多时，就会出现体内水电解质失衡，以致因脱水造成酸中毒。

（二）组成消化液的主要部分，促进食物的消化吸收

人体对食物的消化离不开消化液，消化液由水分、酶、酸和碱组成，其中的主要成分是水。水是体内各种营养物质的载体，各种营养成分的运输都通过水来实现。因为水有极强的溶解力，各种无机物和有机物都易溶于水，不溶于水的脂肪和某些蛋白质也能在适当条件下分散于水中，变成悬浮于水的胶体状态的乳浊液或胶体溶

液，被机体消化吸收。食物消化离不开酶，酶在人体内起着"催化剂"的作用，主要成分亦是水。它存在于各种消化液中。人体内所分泌消化液离开了水，消化腺则就无法分泌消化液，食物的消化吸收也就不能完成。

（三）调节机体的体温

水是体内吸收热量的主要成分，它能吸收较多的热量，以维持体温，不致发生明显波动。人体通过体液交换和血液循环的方式，将体内代谢过程中所产生的热量运到体表散发，水从体液中把液态转化成气态需要大量的热。天气炎热，人常大量出汗，出汗是体内和体表对热的反应，少量汗液便可带走大量的热量，有效地维持正常体温。

（四）水是体内摩擦的润滑剂

身体灵活运动，关节屈伸自如，除了关节的连接作用，还离不开润滑剂的作用，身体的润滑剂主要是水。水的黏度很小，可使关节摩擦面滑润，减少损害。体内各关节、韧带、肌肉、呼吸道、体腔、器官都能分泌各种润滑液，如泪液、唾液、关节囊液、浆膜腔液等，都是水溶液。即使是食物的吞咽，如果没有唾液的参与，也不能完成。

二、饮水与健康

水是人体新陈代谢过程中不可缺少的物质，又是维持生命的要素，对健康起着重要的作用。

（一）饮用适当硬度的水可以预防心血管病

水的硬度取决于水中钙、镁离子的含量。水中钙、镁盐类包括如重碳酸盐、碳酸盐、硫酸盐、硝酸盐及氯化物等物质，这些成分的总含量为总硬度，当水煮沸时，因生成钙镁盐类沉淀而除去的部分称为暂时硬度。煮沸后仍存在于水中的钙、镁离子含量称为永久硬度。

水的硬度对日常生活有一定的影响。用硬水烹调蔬菜、鱼肉，不易煮熟，而且使营养价值下降；硬水泡茶，使茶水混浊变味；硬水洗头，头发发涩，好像没洗干净。使用硬水给日常生活带来很多不便。

一般地说，雨水和雪水是软水，地下水多数是硬水，自来水多属硬水，但已经过处理，符合饮水的卫生质量标准。

近年来，科学家们发现，常饮含矿物质的硬水可以预防心血管病。镁的摄入量过低会导致动脉硬化和血胆固醇增高。心血管病死亡率不但与水的硬度有关，而且还与水中酸度有关。软水往往偏酸性，由于水的酸性而腐蚀自来水管道管壁，溶解了管壁的镉，使水中镉含量增高。镉对肾脏的亲和力比锌高，因而置换了锌，肾脏内锌/镉比值的改变，可引起高血压。

（二）晨饮凉开水好处多

晨起喝水有助健康。早晨饮水可补充夜间所消耗的水分，促进血液循环，维持体液的正常浓度，并能预防脑出血（脑溢血）和心肌梗死等疾病。

（三）适度喝水可减缓衰老

人体缺水时，不但使正常的新陈代谢受到影响，还会使皮肤失去应有的光泽和弹性，使人显得干瘪、枯萎，皱纹增多，老人的老年斑也增多。如果饮水适度，则皮肤荣润光泽，显得精神饱满，衰老过程相对就会变得慢些。

（四）多饮水可防泌尿系结石

体内结石的形成，是由于尿液中草酸、磷酸盐类等结晶而成。当尿液较多时，结石悬浮于人的尿液中，体积小的结石还可以随尿液排出体外。在炎热的夏季，由于人体水排出量的急剧增加，使尿液减少或浓缩，原有结石的患者或潜在结石患者常诱发肾绞痛。尿液的浓缩也是形成泌尿系统结石的重要因素，即原来小的结石体积增大，梗阻尿道，发生肾绞痛。

三、食疗

1. 肾绞痛　出现肾绞痛以及有肾绞痛病史者应尽量多饮凉开水。夏季每天的进水量一般不应少于 3000 毫升，使 24 小时排尿量保持在 2000 毫升以上，可缓解病情。

2. 偏头痛　发生偏头痛时，用一盆热水（水温以不致烫伤皮肤为宜）泡手，每次浸泡半小时。在浸泡过程中要不断加热水，以保持水温。

3. 感冒

（1）干净毛巾，以适量热开水浸湿，拧半干，叠平压在患眼、鼻或头颈部风池穴（枕骨斜下方各一风池穴），反复几次，症状可减轻。

（2）热水一盆，以脚能放入为度，一边浸泡，一边揉擦双脚，水稍凉后及时补充热水，直到汗出为止。

4. 眼球疲劳，视物模糊　将开水倒入杯中，用双手拢住杯口，用水蒸气熏眼，勿过热，以消除眼球疲劳。热气熏眼可促进眼球血液循环，消除眼内因毛细血管充血而引起的疼痛。

5. 鼻塞　鼻炎鼻塞时，可用热水洗脚，可促使鼻黏膜充血消退，解除鼻塞。

6. 失眠　热水擦洗双脚，并点按足底涌泉穴，可调节大脑皮层兴奋与抑制过程，促进睡眠。

四、禁忌

1. 饭前饭后不宜多饮水。人体每天所消耗的水分约 2500 毫升，除了体内物质代谢氧化生成 300 毫升水外，每天至少要补充 2200 毫升水。这些补充的水分安排在三餐前半小时到 1 小时饮为宜，因为食物消化过程离不开消化液，即唾液、胃液、胆汁、胰腺液、肠液，而这些消化液中主要成分是水。饭前空腹饮水，水在胃肠停留时间很短，即被小肠吸收进入血液，1小时左右便可以补充到各组织细胞之中，以满足消化腺分泌消化液时所需的水分，利于食物的消化吸收。三餐前饮水分配量并非完全一样。一般早餐进水量要多些，中、晚餐时要少些，因为清晨人体经过一夜的睡眠，体内散失水分较多。

但水亦不可过饮，因为人的胃肠等消化器官在吃饭时会条件反射地分泌消化液，如口腔咀嚼食物时分泌唾液、分泌含有胃酸等成分的消化液，这些消化液和食物混合，使食物变得容易消化吸收。如在饭前多饮水，将会冲淡稀释唾液和胃液，使酶的活性减弱，影响消化吸收，饭后更不亦多饮。久则形成消化不良，还可导致其他消化系统的疾病。

2. 不宜在大渴后暴饮。暴饮是指饮水无度。这种情况多在剧烈运动之后或炎热夏季发生，口渴以饮水来调节。暴饮、大渴后痛饮既可使胃肠难以适应，还会给身体带来危害。因为重度脱水时，体内大量盐类也随之排出体外，此时若单纯饮用淡开水，将更加稀释体液，而机体为了保持一定的渗透压，又必须增加水的排泄。水排出得愈多，失盐愈多，造成恶性循环，从而使脱水更加严重。此外，大量饮水，亦会把血液中的盐分冲淡，造成血液中少盐而使水渗透至各细胞组织中，造成机体水肿。当进入体内的水超过肾脏的排出能力，同样会导致水肿或腹水，影响正常生理功能。此外大量饮水能加强体内代谢强度，使蛋白质分解加速20%左右，这样有可能使机体形成氮的负平衡，影响身体健康。饮水无度还会产生水中毒症状，如头痛、恶心、全身无力等。为了防止猛饮水造成不良后果，在剧烈运动之后首先休息几分钟，然后适量饮用凉开水，最好在水中稍加一点盐，以补充体内盐分损失。不宜在大渴后马上痛饮。

3. 炉灶中反复煮沸及煮沸久的水不宜饮用。水经过反复煮沸，水中有益元素会被破坏，水杂质增多，水中所含的硝酸盐在还原菌的作用下变成亚硝酸盐。随着水分的不断蒸发，水中亚硝酸盐比例不断增大，亚硝酸盐是一种致癌物质。此外，喝蒸锅水还易引起亚硝酸盐类中毒，因为亚硝酸盐进入人体后可使血中红蛋白变成高铁血红蛋白，大大减弱血红蛋白的输氧能力，使体内严重缺氧，出现心悸、气急、头晕、皮肤变紫等中毒症状，严重时血压下降，出现虚脱。故反复煮沸及煮沸久的水不宜饮用。

4. 开水锅炉中隔夜重煮或未重煮的开水不宜饮用。锅炉中隔夜重煮的剩水所含钙、镁重金属等微量元素成分增高，杂质也增多，也容易引起亚硝酸盐中毒。未煮沸水难免细菌等微生物污染。

5. 蒸饭后的蒸锅水不宜饮用。水里所含的硝酸盐和亚硝酸盐在长期蒸煮时，由于水分不断蒸发，无机盐浓度增高，还由于煮饭时食物的影响，使一部分硝酸盐还原为亚硝酸盐。

6. 长期用嗓后不宜进冷饮。长期用嗓后饮冷饮，容易造成咽喉血管的突然收缩，引起咽喉部的急性炎症。

7. 空腹时不宜饮浓茶和盐水。空腹饮水时以温开水为宜，不宜饮浓茶和盐水。因为茶水有利尿作用，影响人体的水平衡；盐水能进入血液和组织中，却不能进入细胞。

8. 用餐时宜喝汤而不宜喝水。汤的种类甚多，但无论什么汤都具有鲜、香味。鲜味和香味均可以刺激胃肠分泌消化液，促进食物的分解、消化、吸收。而进餐时饮水或饭后立即饮水，则会冲淡消化液，不利于食物的消化吸收，长此以往则对身体不利。

9. 睡前不宜多饮水。当人体处于睡眠状态时，只是维持基础代谢，各种代谢都进行得非常缓慢。睡前饮水过多，便会影响小肠的充分吸收。由于水分不能完全排出体外，常有人清晨起床会出现眼睑水肿，既影响了美容，久之还会加重心肾负担，导致疾病。

10. 不宜用冷水煮饭。一般人煮米饭时常用冷水，但未加热的冷水中含有一定的无机盐等杂质，在煮饭过程中会破坏粮食中所含的 B 族维生素。水烧热后无机盐沉淀其他成分挥发，则会减少维生素 E 的损失，故煮米饭时尽量用烧开的水而不用冷水。

11. 不应等口渴了再喝水。人们生活习惯都是以口渴与否来决定是否喝水，实际上这是不科学的。因为口渴表示人体水分已失去平衡。细胞已开始脱水，当达到一定程度时才通过神经系统传递到大脑，这时中枢神经才"下达"饮水令，此时饮水实际已晚。

12. 含有铁锈的水不能饮用。少量的铁对人体无害，还能起到补充体内铁元素的作用，铁锅的推行正说明了这一点。但含铁过量不适宜饮用。我国饮用水卫生标准明确规定，饮用水中含铁量不得超过 0.3 毫克/升。据测定，如果自来水中含铁量不超过 1 毫克/升，对人体健康没有明显的危害。如果超过 1 毫克/升，长期饮用会使机体组织受到损害，使肝脏和胰腺的功能发生功能障碍，皮肤色素沉着等。

新安装的自来水管、茶炉送的水和新购置的铁锅烧的水中常带有黄色的铁锈，并有明显的金属气味，饮用时有较重的涩味。用这种水沏茶，茶水发黑；洗衣，往往会使浅色衬衣带有黄色的锈斑。此时的铁锈水，均已远远超过 1 毫克/升，故不能饮用。

13. 不宜吃水泡饭。有些人喜欢吃水泡饭，因为既能节省烹饪时间，吃起来也便于吞咽。但吃水泡饭弊多利少，有碍健康。食物消化的第一关就是口腔，食物进入口腔后在牙齿的咀嚼过程中，涎腺不断分泌唾液，以混合食物，并将部分淀粉转化成麦芽糖，有利于胃对食物的消化吸收。而吃水泡饭，由于水的润滑作用，容易形成"狼吞虎咽"之势。由于第一道消化工序完成得不好，食物没有在口腔中研磨就进入胃里，使胃的负担加重。此外，水泡饭中的水将与饭同时进入胃中，水分多了，便会冲淡胃液的浓度，从而减弱胃对食物的消化作用。常吃水泡饭的人容易患胃病。

附：冷饮

冷饮是水经冷冻或加入部分添加剂制成的饮品。家庭电冰箱的普及，给制做冷饮造成了方便的条件。冷饮有解暑止渴作用，是夏季必不可少的饮料。

禁忌：

1. 咽喉炎患者不宜过量食冷饮。冷饮对咽喉刺激较大，常使咽喉部炎症加重或诱发咳嗽。此外，冰冷饮食通过咽喉部，使喉部血管急剧收缩。而长时间收缩，反射性地引起喉部痉挛，出现呼吸困难，口唇青紫等症状，严重时还会出现意识障碍；当脑部缺氧严重时，还会有生命危险。此病多发生在小儿，故更不可给小吃过多冷食。

2. 体质较弱者不宜多食冷饮。人体的温度与冷饮温差悬殊，当冷饮过量，口腔与食管等消化系统形成冷冻层。血液在流通中受到突然寒冷的侵袭，导致血脉流通受阻，以致神经系统指挥失灵，出现张嘴吃力、下颌麻木，严重时牙关紧闭、浑身发抖的"口噤"症状。体质较弱者常发生这种现象，故不宜多食冷饮。

3. 高血压患者不宜多食冷饮食品。夏季天气炎热，血管高度扩张，过食冷饮食品会使血管急剧收缩，使血压升高，故高血压患者应少食冷饮食品为佳。

4. 气管炎患者不宜食冷饮。患有气管炎的人是最怕寒冷的刺激，每当冬季到来，气管是感觉最为敏感的器官。当过食冷饮后，由于冰冷的刺激，支气管黏膜下血管收缩，致使病情加重。

5. 胃肠疾病患者不宜吃冷饮食品。冷饮容易刺激胃肠道，使胃肠末梢神经骤然受到冷刺激，引起胃肠不规则收缩；冷饮食品还刺激胃肠黏膜，促使肠蠕动加快，诱发肠道痉挛，二者都会引起腹部绞痛或腹泻，加重胃肠道疾病的症状。故胃肠功能紊乱，结肠过敏，急、慢性肠炎，溃疡病，慢性痢疾等患者不宜吃冷饮食品。

6. 三叉神经痛不宜食冷饮。过食冷饮食品会使少数人发生三叉神经痛。人的颜面部活动都是由三叉神经来支配的，而过食冷饮食品通过口腔神经传至三叉神经交叉处（太阳穴），出现疼痛。

7. 老人不宜多食冷饮食品。老年人各种器官功能都有不同程度的衰退，常患有心脏疾病，如过食冷饮，会使血容量短时间内增加，从而加重心脏负担，有诱发心力衰竭的可能性。故老人在盛夏要少食冷饮食品。

8. 患有胆囊炎、胆道感染、胆石症的人不宜多食冷饮。冷饮对肝胆的刺激较大，胆道遇冷凉刺激易产生痉挛而诱发胆道系统的疾患，加剧疼痛，故胆道疾病患者不宜多食冷饮。

9. 暴渴不宜食冷饮。夏季天气炎热，人体血液大部分供给四肢和躯干肌肉，胃肠道血液相应减少。当人体胃中进入较多冷饮时，冰冷的刺激使胃肠壁血管进一步收缩，从而使吸收能力大为减弱。因此，尽管喝了很多汽水等清凉饮料，也不能马上吸收利用，只能暂存在胃中。所以只能感到胃中胀满，而不能消除烦渴。

某些含有蛋白质、脂肪、糖均需水溶解后方能吸收。如奶油冰棍、雪糕等，均含有效多的蛋白质、奶油和糖分，都需溶解在水中或变成乳浊液才能被胃肠吸收。为了使其溶解水中，无疑需要更多水分，所以就更加觉得口渴。

10. 天然冰不能食用。天然冰是湖、坑、河结成的冰。人们常切制成一定形状，码入冰窖内，以备夏季防腐降温之用。由于天然冰取之湖、河、坑，其中含有多种病菌和寄生虫卵。根据对一些天然冰的化验，20 滴冰水里含有的细菌多达 60 万 ~ 70 万个。为了防止疾病的发生，故不可食用天然冰。

附：矿泉水

矿泉水是含有多种矿物质的泉水。主要含有碳酸钠、氯化钠、二氧化碳、钙、镁以及铁、铜、锌、硒、锰、钴、钥、镍、锡、硅、氟、钒等多种微量元素。

矿泉水分为饮用和非饮用（汤浴）两种。可饮用的矿泉水水味美、水质无有害成分或放射性元素（如铅等重金属和氡、镭、钛等放射性元素），并含有多种对人体有益成分。

含有二氧化碳和碳酸氢钠的矿泉水具有健胃消食作用。碳酸氢钠进入胃中易分解成二氧化碳和水，二氧化碳能刺激胃肠蠕动，有助于消化液的分泌，从而刺激食欲。

矿泉水有调节体内酸碱平衡、防止酸中毒的作用。因为矿泉水中含有大量矿物质，饮用后体内呈生理碱性。以粮食和肉、离、蛋为主、副食的地区，体内往往呈生理酸性。饮用矿泉水较为适宜。

矿泉水中所含的多种微量元素，对高血压、肥胖病等多种疾病有一定的治疗作用，也有利于许多疾病的康复。如铁可以治疗缺铁性贫血；钾是维持心脏正常功能的必需元素；钙、镁是构成骨骼的主要元素，可预防抽搐；镍可以治疗糖尿病；锌可以治疗性器官发育不良；碘可以预防甲状腺肿大；铬可以预防糖尿病和视力减退，硒具有防癌作用。矿泉水还具有一定的美容作用。据报道，常饮矿泉水还能使皮肤变得白皙滋润。

但水肿、肝硬化腹水、慢性骨关节炎等患者，则不宜饮用含钠量高的矿泉水；氟斑釉牙齿的患者，不宜饮用含氟量高的矿泉水。

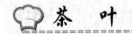

茶　叶

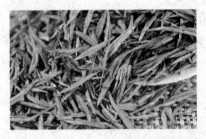

茶叶又名苦茶、细茶，向以"色翠、香郁、味醇、形美"四绝而驰名中外。其依加工方法不同，又分为绿茶、红茶两类。就茶的品种和性能而言，绿茶未经发酵，各种天然成分保留较好，对人体产生的各种作用也最强。李时珍的"每饮新茗"和后来的"为害"感觉，大概都特指绿茶。青茶、花茶是发酵，红茶全发酵，作用较弱。

茶叶主要含鞣酸、儿茶酸、硅酸、咖啡碱、果胶、芳香类物质、维生素C、蛋白质、核黄素等成分。

茶叶中所含的维生素A原、B族维生素、维生素C、维生素E、维生素 K 等多种维生素，大部分是人体不可缺少的。维生素 A 原在鲜茶叶中含量可以与菠菜和萝卜相比；茶中维生素 K 含量，可以与鱼肉和蔬菜相比；鲜茶和绿茶所含维生素 C 的量，可以与柠檬和肝脏相比；茶叶中的 B 族维生素全部为水溶性，几乎 100% 溶于茶水中，只有维生素 B_2 水溶部分波动在 $50\% \sim 100\%$。绿茶中维生素的含量高于红茶。红、绿茶含的 B 族维生素种类大致相同，但其组成和含量则随着耕作和加工条件不同而有差异。印度、斯里兰卡所产红茶含维生素 E 特别丰富。原苏联红茶每克含维生素 K 为 $300 \sim 500$ 单位，可以用于治疗儿童缺少凝血因子症。红茶在发酵期间，维生素 C 几乎完全被破坏，维生素 A 原也损耗大约 30%。

茶叶中的脂多糖是脂和多糖结合在一起的大分子复合物，是组成茶叶细胞壁的重要成分。将适量的植物脂多糖注入动物或人体，短时间内可以增强机体的非特异性免疫功能。茶叶脂多糖有改善造血功能、保护血细胞的作用。

红茶中蛋白质的含量为干重的 $15\% \sim 30\%$，但是溶于水的不到 2%。红茶只含少量的游离氨基酸，而绿茶则不同，现已发现绿茶中含有 $16 \sim 24$ 种氨基酸，包括胱氨酸、丝氨酸、甘氨酸、天冬氨酸、谷氨酸、丙氨酸、苏氨酸、脯氨酸、茶氨酸、缬氨酸、苯丙氨酸、亮氨酸、异亮氨酸等，其中茶氨酸为茶叶所特有，占茶叶氨基酸总量的一半。人体必需的基本氨基酸，茶中几乎都有。

茶叶中被水冲泡出的糖类水溶物为 $4\% \sim 5\%$。但是饮茶可以帮助高糖的良好摄取。脂肪类占原料和成品红茶重量的 $2\% \sim 3\%$。其中含有磷脂、糖脂、三酰甘油，以及被糖化和脂化的甾族类和萜类化合物。红茶所含的脂肪酸是亚油酸和亚麻酸。

鲜茶叶和红茶中含 $4\% \sim 9\%$ 的矿物质。这些矿物质大多有益于人体健康。虽然茶中铁、铜的含量不高，但因为这两种成分有生血和促进红细胞形成的功能，所以在治疗贫血方面，茶有一定作用。茶叶含钠较低，这对于喜欢饮茶的高血压患者来讲，是有益的饮品。茶树易积累锰、铝、氟等元素和某些稀土元素。

在茶叶的生物碱类中，起主要药理作用的是咖啡碱，其次是茶碱。咖啡碱和茶碱可兴奋中枢神经系统，兴奋大脑皮质，振奋精神，增进思维应变能力，因而有助于提高工作效率。兴奋脊髓则可增加肌力，有利于消除疲劳。茶咖啡碱的兴奋作用除引起失眠外，一般不伴随任何继发性不良反应。茶碱通过扩张肾微血管和抑制肾小管对水的再吸收可起利尿作用。饮茶对由于呕吐、腹泻等造成水盐代谢平衡失调或在心源性水肿、经前期综合征等病症有一定的辅助治疗作用。

茶碱可增加心肌收缩力作用。作用的强弱与茶叶的制作有关：未经发酵的绿茶最强，半发酵的青茶次之，发酵的红茶最弱。茶碱还有抑制体内磷酸二脂酶的作用，从而延长环磷酸腺苷（cAMP）的存在和作用。而 cAMP 是人体许多生理活动离不开的活性，可加强肌肉运动、胃液分泌、中枢神经活动等。茶碱还可增强体内的雌激素。茶碱可增加肝、脾、肾脏和肠道、脑部、血液等组织中维生素 C 的积累，降低维生素 C 的分解代谢和尿中排泄率。

研究表明：每人每天泡用 10 克茶叶，即能预防龋齿。因为在龋齿形成之初，先形成菌斑。菌斑中细菌分解吃进的食物变成糖，进一步将变成酸，是侵蚀牙齿产生龋齿的主要因素。饮茶后，氟离子和茶叶中的其他有效成分可进入菌斑，防止细菌生长，所以能预防龋齿。

为了观察茶叶的防龋作用，日本学者曾对 8～9 岁、每天早晨用茶汤刷牙 1 次的 397 名儿童进行了调查。两个学期后，患龋齿的人数较对照组减少了 70%，患其他牙疾的人数则较对照组减少了 38%，这说明茶叶确实具有良好的坚齿防龋作用。为了宣传茶叶中含氟防龋健齿的作用，日本已在全国儿童中推行了"每天喝一杯茶"的活动。在缅甸、泰国、日本等国家或地区，还喜欢吃茶泡饭，喝茶粥，以及咀嚼茶叶咸菜等，这些也有不同程度的坚齿防龋作用。

由于次级红茶含氟量较高，而牙齿的组成主要是氢氮磷灰石，与氟接触后，变成氟磷灰石，具有较强的抗酸能力，且能减弱牙质内神经纤维束的传导性，故对牙本质过敏症有良好的疗效。故用次级红茶治疗牙本质过敏症有一定的作用。

茶叶所含的单宁酸（鞣酸）等成分，有止渴、消化脂肪、解油腻作用。食肉、鱼之类油腻大的食物之后，喝点茶水感到舒服。吃肉食较多的少数民族，他们像每天吃饭一样离不了茶叶。肠内的蛋白质一遇到单宁酸，就会在肠内膜上产生一层沉淀物，这层沉淀物有减慢肠蠕动和阻止肠内毒素吸收的作用，对轻度腹泻患者有治疗作用。

茶叶单宁酸的凝固蛋白作用，可使细菌体内的蛋白凝固，进而导致细菌死亡，故能杀菌，对伤寒杆菌、痢疾杆菌、金黄色葡萄球菌、伤寒沙门菌、霍乱弧菌和化脓菌均有较好的杀灭作用，茶叶中含量较多的茶多酚类和黄酮类物质亦能抑菌、杀菌。故茶叶浸剂或煎剂，不同品种、不同制作方法的茶提取液，对各种痢疾杆菌也均有抑制和杀菌作用，而且茶叶煎剂对痢疾杆菌的效果比传统的方剂白头翁汤和三黄汤为好，与黄连不相上下。其中绿茶的抗菌效能大于红茶，茶叶质量的优劣对其抗菌效果无大影响。泡剂比煎剂的效果好。茶叶对铜绿假单胞菌（绿脓杆菌）及变形杆菌也有杀灭作用。茶叶的抗菌成分主要是茶多酚，它有凝结蛋白质的收敛作用。能与菌体蛋白质结合而致细菌死亡。民间常常用来冲洗伤口以消毒杀菌，使伤口愈合。茶叶还能增加机体的调节功能，其所含的维生素 C 和 B 族维生素等，又是人体所必需的营养素，对于促进疾病的痊愈很有帮助。而且，至今尚未发现细菌对茶叶的抗菌消炎物质产耐药性。

饮茶能促进胰液的大量分泌，使血糖来源减少，代谢增加，从而使血糖降低。茶叶中含有多种氨基酸，饮茶后能增加胰液的分泌，促使氨基酸通过细胞膜进入细胞内，并促其活化，增加 tRNA 及 mRNA 的合成，从而有利于蛋白质的合成。

经常饮茶有一定预防食管肿瘤作用，饭后喝茶效果优于饭前。食管癌与胃癌患者饮用少量浓茶后，都会感到舒适。茶汤浓度增大，其抑制作用也随之增强，如果茶水久放后则作用减弱。故饮茶要随泡随饮，每日坚持常饮，疗效才能巩固持久。进一步研究发现，茶叶中茶多酚含量越高，抗癌作用越强。抗癌以绿茶效果最佳，如果每天用 3～5 克茶叶泡饮，就能完全阻断亚硝基化合物在人体内的形成。因此，对癌症患者要鼓励其多饮茶、常饮茶、饮绿茶。

茶叶中的咖啡碱能使大脑兴奋、心跳加强、血流加快、消化液增多、肾的滤尿功能加速，故喝茶有提精神、助消化、解疲劳和利尿作用。对于肾脏疾病和心动过缓或窦房传导阻滞、完全性房室传导阻滞有一定的防治作用。

茶叶可降低血中胆固醇水平。茶叶中的儿茶酸，可增强血管柔韧性、弹性和渗透能力，增强血管的抵抗能力，甚至在血管遭到破坏的情况下，只要每月内服 100～200 毫克茶多酚，可以使微血管的抵抗能力自动恢复。故茶叶有预防血管硬化、肝中脂肪蓄积及高血压的作用。绿茶所含的儿茶酸多于红茶。儿茶酸还能增强人体对低气压的适应能力，防止因气压太低而出现气促不适的感觉。故居住在青藏高原上的藏族同胞们都有喝茶的习惯。

茶叶中的硅酸，可以促使结核部位形成瘀痕，制止结核菌扩散，对结核病有一定的辅助防治作用。茶叶中的硅酸还可使白细胞增多，增强人体抗病能力。

茶是乙醇、吗啡、烟碱的拮抗剂，又是某些有毒物质的沉淀物和病原微生物的抑制剂。对某些重金属中毒及蛇咬伤引起的毒血症均有治疗作用。茶叶中的鞣质能与有害物质（如有害的生物碱和离子汞、砷之类）结合，延迟及减少毒物的吸收；而且茶中还含有一种兴奋神经的利尿素，它能与某些侵入人体的有害金属，如铝、锌、锑、汞等发生化学反应，使其变为可溶性物质，随尿排出体外，从而起到解毒作用。绿茶中茶多酚类及红茶的茶黄素都具有结合镉等重金属的作用。饮茶能沉淀镉，而且茶汤中的锌是镉的对抗剂，这些沉淀物不被吸收，因此，饮茶能消除镉的危害。单宁酸也能与金属或生物碱相结合而使之沉淀，有延迟毒物吸收作用。凡临床上遇误吞金属盐类及生物碱类毒性物质后，应立即泡以浓茶灌服。单宁酸还可捕捉、吸收进入人体放射物质，有防止放射性物质对人体的损伤作用。

香烟所含的烟碱是一种毒物，而茶叶有一种酚类物质，能使烟叶中的烟碱变为沉淀，排出体外。茶叶中的茶多酚能和乙醇作用，相互抵消，加之茶中的 B 族维生素、维生素 C 的协同作用，故能解酒毒。

绿茶茶多酚可以使甲状腺中毒后引起的甲状腺功能亢进恢复正常，特别是黄烷醇类中的没食子儿茶素具有这种功能。

从茶中提取的茶多酚和维生素 C 给实验动物小鼠进行肌注，能降低甲醛引起的炎症，保护维生素 C 不被氧化。研究发现，茶叶中能增加毛细血管的抵抗力，抗发炎的成分除维生素 C 外，还包括黄酮醇成分。

茶有良好的"抗辐射"作用。不论是职业上经常接触放射线的人，或是因肿瘤接受放射治疗的人，都需要经常饮茶。据调查：日本人广岛原子弹爆炸受害者中，凡长期饮茶者，放射病症状较轻，且存活率升高。给放射病的大鼠喂养浓缩儿茶素，能延长存活期。

有学者认为，茶中所含的黄烷醇及没食子酸酯防治辐射损伤作用最强。茶多酚的防辐射效应是与维生素协同作用的结果，茶的抗炎作用也有利于降低辐射危害。随着生活水平的改善，人们接触的放射线越来越多，如在看电视时，荧光屏就会辐射出一种看不见的射线。如果长时间近距离看电视，将影响人的造血功能。每天饮几杯茶，则可使血细胞数升高，能抵消放射的不良反应。边看电视边饮茶，还能补充维生素 A 的消耗。

茶叶中含有的茶多酚、茶碱、咖啡碱、黄酮类有机酸、多种氨基酸和多种维生素等物质相互配合，使茶汤如同一副药味齐全的"醒酒剂"。茶的兴奋中枢神经功能可对抗和缓解酒精毒性；茶扩张血管利尿，利于血液循环，促进酒精从体内迅速排出。茶的利尿作用抑制了肾小管对酒精的再吸收，可以加强肾脏局部免疫能力和泌尿系统的抗感染力。茶还可提高肝脏代谢能力。

中医学认为茶叶性味甘、苦、凉，具有清热消暑、利水消食的作用。适用于肠炎、痢疾、消化不良、口疮、口臭等病患者饮用或漱口用。

《神农本草经》载："茶味苦，饮之使人益思，少卧、轻身明目""神农尝百草，日遇七十二毒，得茶而解之"。《本草拾遗》载"破热气、除瘴气、利大肠"。《本草求真》说："茶味甘气寒，故能入肺清痰利水，入心清热解毒，是以垢腻能涤，炙煿能解"。《伤寒论》载"茶治便脓血甚效"。《本草纲目》载："茶主治喘急咳嗽，去痰垢"。又说："茶苦而寒，阴中之阴，沉也降也，最能降火。火为百病，火降则上清矣"。《唐本草》载："茶味甘苦，微寒无毒，去痰热，消宿食；利小便"。《遵生八笺》说："人固不可一日无茶，然或有忌面不饮，每食已，辄以浓茶漱口，烦腻顿去而脾胃自清。凡肉之在齿间者，得茶漱涤之，乃尽消缩，不觉脱去，不烦刺挑也"。

一、食疗

1. 感冒

（1）茶叶 15 克、葱白、生姜各 25 克，将葱白、生姜共捣烂，同茶叶一同放入砂锅内，加水 1 碗半煎煮，去渣 1 次服下，盖上棉被卧床，注意避风。

（2）茶叶 15 克，核桃仁、生姜 10 片，将生姜洗净去皮，加茶叶共煎成汁，饭后饮。

（3）陈茶叶 500 克、柴胡、连翘、白芷各 15 克，上药共研细末，每次服用 10 克，水煎热饮。

（4）陈茶叶 200 克，陈皮 20 克，连翘、金银花各 50 克。上药共研末，每服 6～10 克，加水煎服。

（5）茶叶 10 克、薄荷 6 克。以沸水冲泡，频服。

（6）茶叶 12 克、金银花 20 克。以沸水冲泡，代茶频服。

（7）茶叶 12 克，金银花 30 克，连翘 15 克、蜂蜜 250 克。将银花、连翘、茶叶放入砂锅内，加水旺火烧沸，3～5 分钟后，将药液注入小搪瓷盆内，再煎 1 次，滤出药液，将两次药液合并，放入蜂蜜搅匀，即可服用。温热时服用，可随时饮用。

2. 咳嗽

（1）桑叶、款冬花各 9 克，茶叶 10 克。将上药放入茶壶内，用开水冲泡 1 分钟即成。可趁热随时饮用，服后避风寒。

（2）川贝母、茶叶各 6 克，白糖 9 克。上药共研细末，开水送下。

（3）橘红 3 片、绿茶 10 克，开水冲泡，再入沸水锅中隔水蒸 20 分钟后饮用。治咳嗽、多痰以及便血症。

（4）五倍子 500 克、绿茶末 50 克、酒糟 120 克。将五倍子捣烂，研末过筛，研末、酒糟，同放容器中拌匀捣烂，摊平，切块，待发酵至表面长出白霜，取出，晒干，贮藏于干燥处。每次 6 克，白开水冲泡，代茶饮。

（5）茶叶 9 克，银耳、冰糖各 20 克。茶冲泡取汁，再将银耳洗净，加冰糖置砂锅炖熟，倒入茶汁，拌匀食用。

（6）茶叶 6 克、款冬花 3 克开水冲泡，每日代茶饮。

3. 支气管炎

（1）茶叶末、橘皮各 6 克，开水冲泡 6 分钟，每日午饭后服用。

（2）茶叶 10 克、白萝卜 100 克。将茶叶开水冲泡取汁，再将萝卜切片，置锅中煮烂，加食盐调味，倒入茶汁且可食用。每日 2 次。

（3）茶子 10 克、百合 12 克，上药研为细末，加蜜调为丸如梧桐子大，每服 6 克，新汲水送下。

（4）茶实（生熟者佳）、百合根、矾石各等份，上几味研匀为丸。每服 3 克，空腹白开水送下。

（5）绿茶 15 克、鸡蛋 2 个，将鸡蛋洗净，同茶叶放入砂锅内，加水 2 碗煮，蛋熟剥皮再煮，至水煮干时，取蛋吃。

（6）茶末 30 克、僵蚕 30 克，将 2 味共研为细末，泡开水 1 小碗饮服，临卧时加开水泡服 1 次。

4. 头痛

（1）川芎 3 克、茶叶 6 克，上两味共研细末，每日 1 次，白开水冲，当茶饮。

（2）茶子适量，研为极细末，以竹管吹入鼻（鼻中喷入药物是中医的一种特殊治疗方法）。

（3）川芎 10 克，明天麻、雨前茶各 6 克。酒 1 碗，上 3 味药置酒中，煎至半碗，取其渣再用酒 1 碗，煎至半碗，晚服。

（4）茶叶、川芎各 10 克，葱白 2 段，以水煎服。

（5）升麻 15 克、生地 10 克、雨前茶 12 克、黄连 3 克，上药加水煎，取汁顿服。

（6）单味茶叶适量单煮茶水 2～3 碗，适冷暖，饮 2 碗，很快即吐，吐毕再饮，如此数次。

（7）茶叶 10 克，辣椒 500 克，胡椒、盐各适量，将上几味捣碎混匀后，放入瓶内封口，静置半月即可食用。

（8）偏头痛：菊花 10 克、龙井茶 3 克，共放茶杯内，开水泡饮，每日 1 次。用于肝火头痛。

5. 中暑烦渴

（1）苦瓜 1 个、绿茶适量。苦瓜去瓤塞入茶叶，阴干切碎，水煎服。

（2）茶叶 10 克、食盐 3 克，用沸水 1000 毫升冲泡溶解，待凉饮用。

（3）茶叶 6 克，藿香、佩兰各 9 克，以沸水冲泡，代茶饮。

6. 惊厥　苦茶 10 克、葱须 2 根，水煎，每日服 2 次。

7. 高血压

（1）松萝茶 10 克，以沸水冲泡，频服。

（2）绿茶 50 克、龙胆草 30 克，共研细末，温水冲服，每次 3 克，每日 2 次。

（3）菊花、槐花、绿茶各 3 克，以沸水冲泡，待温后饮用，每日代茶常饮。

（4）玉米须 30 克、茶叶 5 克，用沸水冲泡，代茶，每日饮用。

（5）菊花、山楂、茶叶各 12 克，用沸水冲泡，代茶，每日 1 剂，饮用。

（6）杜仲叶、高级绿茶各 10 克，用开水冲泡，加盖 5 分钟后饮用。

8. 冠心病

（1）山楂、益母草各 1 克，茶叶 5 克，用沸水冲泡后饮用。

（2）香蕉 50 克、茶叶 12 克、蜂蜜少许先用沸水 1 杯冲泡茶，然后将香蕉去皮研碎，加蜜调入茶水中，当茶饮。每日 1 剂。

（3）好茶末 150 克、川芎 50 克，将 2 味共研末，用醋同兔血和丸，如鸡头大，每服 1 丸，每日 1 次，温醋送下。

（4）老茶根、榆树根各 25 克，茜草根 10 克，水煎服，每日 1 剂，4 周为 1 疗程。服用此药期间，停用其他药物。

（5）冠心病：老茶树根（粗壮老根），洗净，切片，每日 30 ～ 90 克。加适量糯米酒，盛入瓦罐内，加水，用文火（慢火）煎煮 2

次。取 2 次浓汁，每晚睡前温服，徐徐服完。本方 30 天为一疗程，可连续服用 4～5 个疗程。该方味苦，但禁止加糖调味，入糖则降低药效。本方对高血压性心脏病、冠心病、心功能不全等病有效。

9. 肺源性心脏病

（1）茶树根 30 克、麻黄 10 克、车前草 30 克、连翘 9 克，水煎服，每日 1 剂。

（2）老茶树根 30 克、黄酒适量，用水煎茶根，去渣，加入黄酒调匀。每日分 2 次服，或睡前一次服。连服 1～2 个月。

10. 失眠　茉莉花、石菖蒲各 6 克，菊花 10 克，共研粗末，每日 1 剂。沸开水冲泡，随意饮用。

11. 白细胞减少

（1）茶叶 6 克、红枣 12 枚、天麻 6 克。茶叶用开水冲泡，取汁。将大枣洗净，加入天麻、白糖及水适量，共煮至枣烂。倒入茶汁，拌匀食用。适宜于白细胞减少兼眩晕患者服用。

（2）茶叶 6 克，丹参、黄精各 12 克。将药共研粗末，用沸水冲泡，加盖焖 10 分钟后饮用，每日 1 剂服用。本方有活血补血，填精作用。

12. 癫痫

（1）茶叶 15 克、明矾克 30 克，共研细末，以蜜为丸如黄豆大，每次服 60 粒（约 10 克），用开水送服。

（2）红茶、明矾各等份，糯米适量，糯米熬成粥，红茶、明矾共研为末，米粥和为丸，每服 6 克，发病前浓茶水送下。

（3）经霜老茶叶 15 克，用水冲泡，渴即饮用。

13. 癫狂　苦参、茶叶各等份，共为细末，水调为丸，每日服 2 次，每服 6 克，茶水送服。

14. 消化不良

（1）芽茶 300 克，檀香、扁豆秧各 12 克，冰片 3 克。上药共研细末，用甘草膏为衣，不拘时细嚼。

（2）核桃壳 10 克，川芎、紫苏、雨前茶各 9 克。将上药先煎好，于汤内加老姜、砂糖顿服。

（3）茶叶、吴茱萸各 6 克，葱白 2 根，生姜 3 片。上药煎汤，顿服，每日 2 次。

（4）橘花、红茶各 9 克。用白开水冲泡，每日 1 剂，代茶饮。

（5）茶叶 9 克、粳米 100 克。先用开水冲泡茶叶 6 分钟，滤出茶汁，放入洗净的大米内，共煮成粥，日服 1 次。

（6）茶叶 10 克、酱油半茶杯（约 30 毫升）。茶叶先以水 1 杯煮开，再加酱油半杯再煮开，顿服，每日 2~3 次。

（7）红糖 500 克、红茶 50 克。红茶沏水，捞出茶叶，加白糖熬成浓汁，饭后含食。

15. 胃及十二指肠溃疡　茶叶、白糖、蜂蜜各 250 克，加水 4 大碗，煎成 2 碗，滤渣，冷后储于有盖瓶中，经 12 日后服用。每日早晚各服 1 汤匙，蒸热后服。

16. 胃炎

（1）湖茶 10 克、头醋 20 毫升。先煎茶取液 250 毫升，加醋和匀，每日服 1 次。

（2）茉莉花、石菖蒲各 6 克、青茶 10 克。上药共研细末，每日 1 剂，沸开水冲泡，随意饮用。

（3）茶叶 5 克、莲子 30 克。将茶叶用开水冲泡取汁，莲子用温水浸泡数小时后，加冰糖 20 克炖烂，倒入茶汁拌匀，即可食用。

（4）绿茶末、白梅肉各适量，上 2 味捣烂为丸，赤痢甘草汤送下，白痢乌梅汤送下。

（5）萝卜、生姜共捣汁，生蜂蜜、浓茶水各等量，调匀内服。

17. 呃逆

（1）生姜 3 片、绿茶 6 克、刀豆子 10 克、红糖适量。将上药放入保温杯内，用沸水浸泡片刻，趁热饮用。

（2）柿蒂 3 个、茶叶 12 克。用开水冲泡，频服。

18. 噎嗝反胃呕吐

（1）绿茶 10 克、皮硝 6 克、孩儿茶 3 克、麝香 0.05 克。上药共研细末，每日 3 次，黄酒送下。

（2）猪脂油 120 克，川芎、白糖各 6 克，高级细茶叶 15 克，当归、血竭、生姜各 9 克。猪脂油切成小块，用锅炒出油，再兑白糖混合吃，吃后 20～30 分钟，必发渴，即喝备用之高级细茶。茶后隔 10 分钟左右，即煎服其余诸药，服药时间宜在临睡前。病轻者 1 次，重则 2～3 次。

19. 泄泻

（1）绿茶 6 克、麻油少许。先煎绿茶取汁，加入麻油调匀和服。

（2）茶叶 60 克、干姜 30 克。上两味研末，每服 3 克，每日 2～3 次，开水送下。

（3）上红茶或花茶 10 克、醋少许、浓茶 1 杯，加醋少许，1 次服，热饮。

（4）绿茶、金银花各 9 克，陈皮、玫瑰花各 6 克，茉莉花 3 克。每天可分 3～5 次，用沸水浸泡，加盖封闭，勿令透气 10～20 分钟后，频频饮之。小儿用量酌减。

（5）红茶、金银花各 10 克，玫瑰花、甘草、黄连各 6 克。加水煎取汁，顿服。

（6）茶叶 15 克、盐 1 克，水煎服。

20. 痢疾

（1）茶叶 2 克，加水 1 碗，煎浓服下，一日 3 次。久泻久痢者服此方效佳。赤痢用蜜水煎茶服，白痢用连皮的姜汁同水煎茶服。

（2）浓茶 1 杯，醋小半杯，混合，一次服下，日服 2～3 次。

（3）葛根苦参（酒炒）、陈皮、陈松萝茶各 500 克，上药为细末，每服 12 克，水煎，连药末服下，小儿减半。忌荤腥、面食、煎炒、闭气、发气诸物。

（4）绿茶 10 克、黄连 6 克、姜汁适量，将绿茶、黄连用开水冲泡，5 分钟后倒入姜汁，调服。

（5）绿茶叶不拘多少，将绿茶叶研成细末，水泛为丸，每服 6 克，每日 3 次，连服 7 天为 1 疗程。

21. 霍乱

（1）茶末 6 克、干姜末 5 克，先用水煎茶末，后调入姜末，顿服。

（2）绿豆粉、茶叶各等份，白糖少许，将绿豆粉、茶叶沸水冲泡，加糖调匀，顿服。

（3）砂仁 3 克研细、砂糖 30 克、细茶 15 克、生姜 5 片，上药用水 1 碗，煎至八分，露一宿，次早温服。

（4）陈年米制成的糕 30 克，陈雨前茶、茉莉花各 10 克，冰糖适量，水煎汤 1 碗，顿服。

（5）红茶、山楂干各 15 克，木香 6 克，食糖 20 克。上药煎汤约 500 毫升，顿服，早晚各 1 次。

（6）盐水梅（除核研）1 枚、茶叶 12 克、醋适量，以沸水冲泡，或以水煎汤服。

22. 便秘　上好茶叶 3 克、蜂蜜 2 毫升，开水冲服，饭后 1 杯。

23. 糖尿病

（1）生鲜姜 3 片、食盐 5 克、绿茶 6 克，水煎后分次饮用。

（2）鲫鱼 1 条（约 500 克）、绿茶适量，鲫鱼去鳞肠杂，鱼肚内塞满绿茶，煮熟后食用。注意不放盐和调料。

（3）老陈茶 10 克，开水冲泡，温后常饮。

24. 肝炎

（1）板蓝根、大青叶各 20 克，茶叶 15 克。上三味加水煎煮取汁，每日服 2 次，连服 2 周。治疗急性肝炎。

（2）绿茶不拘多少研末，蜜调 3 克为丸，日服 3 ~ 4 次，每次 6 克，连服 2 ~ 3 周。

（3）黑火石 120 克、槟榔、白毫茶各 9 克，红糖 30 克。盛凉水 1 大碗，将黑火石置桑柴火中煅烧，待烧红后钳出，淬入凉水中。将石捞出不用，用此水煎槟榔与白毫茶，煎妥澄取药汁，兑入红糖，溶化搅匀，饭前顿服。

25. 肝硬化腹水及其他疾病引起的腹水。

（1）松萝茶 9 克、独头蒜 10 枚、乌鱼 1 尾约 250 克。将鱼去肠洗净，把茶、蒜放入鱼腹中，入瓦锅，加净水，煮极熟。患者食鱼、饮汤尽。忌盐、醋 7 日。也可治疗其他疾病引起的腹水。

（2）松萝茶 9 克、好黑矾 1.5 克、活黑鱼 1 尾约 500 克。将黑鱼去鳞、破肚去肠，加入黑矾、茶。男用大蒜 8 瓣，女用蒜 7 瓣，共入鱼腹内。放锅中蒸熟，患者吃鱼，能连茶、蒜吃更佳。

26. 疟疾　雨前茶 10 克、胡桃肉 15 克、川芎 2 克、胡椒 2 克，病未发作前入茶壶内以滚水冲泡，趁热频频服，一直饮至临发时。

27. 腰痛　茶叶 1 撮、醋 50 毫升，煎茶至 200 毫升，加醋调匀后服用。

28. 小便不通

（1）海金砂 60 克、茶叶 30 克，将上 2 味研为细末，用生姜甘草汤调下，每服 10 克，顿服。

（2）竹叶 10 克、茶叶 5 克。用沸水冲泡，每日代茶饮。

（3）通草 1 克、灯芯草 0.6 克、青茶叶 6 克。用沸水冲泡，频服。

29. 肾炎、水肿

（1）白茅根 10 克、茶叶 6 克，将白茅根去根须，洗净，同茶叶一起加水，煎服，每日 1 次。

（2）麻黄、葡萄、松萝茶各 20 克、大枣 7 枚。水煎服，每日 1 剂，分 2 次服，连服 4 剂。

（3）玉米须 19 克、茶叶 5 克。沸水冲泡代茶饮。

（4）蚕豆壳 20 克、冬瓜皮 60 克、绿茶 15 克。各适量水煎服。

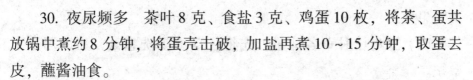

30. 夜尿频多 茶叶8克、食盐3克、鸡蛋10枚，将茶、蛋共放锅中煮约8分钟，将蛋壳击破，加盐再煮10～15分钟，取蛋去皮，蘸酱油食。

31. 痔疮肿痛

（1）孩儿茶15克、麝香0.1克，上药共为细末，和唾液涂搽。

（2）茶叶适量、蜈蚣适量。将上2味炙令香熟，捣细过筛，用甘草水洗疮，将药末敷上。用于治疗痔疮有瘘管者。

32. 脱肛 孩儿茶0.6克、熊胆1.5克、冰片0.3克。共为细末，调入乳擦肛门上。也可用于治疗痔疮。

33. 虫积 茶叶15克，青盐3克，白砂糖、雷丸各9克。上药为末，先将盐、糖煎好后，入药调匀，每服9克，白汤送下。

34. 疮痈

（1）泡过的烂茶叶不拘多少，敷于疮面，干即换之。

（2）上好松萝茶1撮，先用水漱口，将茶叶嚼烂，敷疮上一夜。次日揭去，再用好人参细末，拌油脂涂在疮口上。

（3）泡过的烂茶叶15克、乌梅3枚。烂茶叶晒干，乌梅烧灰，共研粉，敷伤口。用于疮疡久不收口。

（4）疮破溃、流水流脓的皮肤疮，用浓茶冲洗，可使伤口清洁，促进愈合。

35. 下肢丹毒

（1）藤黄30克、红茶10克。红茶煎汁，磨藤黄，涂患处。

（2）雄黄、雨前茶、生芝麻各120克。上3味共为细末。雄黄末磨细，粉糊为丸，每早白开水送下9克。

36. 下疳 雨前茶、麻黄各4.5克，用连皮纸方7寸许，用铅粉上1.5克擦于纸上，铺前二药，卷成筒子，火烧存性，研细加冰片1克，研匀外用。

37. 阴疮

（1）孩儿茶3克、珍珠0.1克、冰片0.05克。上药共为细末，敷于患处。

（2）茶叶、甘草各适量，先将甘草煎汤洗患处，然后用茶末敷贴。

38. 带状疱疹　老茶树叶适量，将茶叶晒干，研为细末，以浓茶汁调涂，每日2～3次。治愈为止。

39. 皮肤粗糙　芝麻500克、茶叶750克。先将芝麻放锅内焙黄，每次取芝麻2克加茶叶13克，放罐中煮开，茶叶、芝麻一同嚼食，25天为1疗程。

40. 牛皮癣

（1）茶树根适量切片，加水煎浓。每日2～3次，空腹服。

（2）细茶叶6克，水银、木香各1.5克，轻粉、乳香、象牙末各3克，麝香少许。上药共为细末，和鸡蛋、黄蜡、羊油搽患处。

41. 稻田皮炎　茶叶、明矾各50克，将上述2味放水中，先浸泡半小时，再煎煮半小时。入水田前后将手脚用此水浸泡10分钟，不用布擦，自然干燥。

42. 治稻田皮炎　茶叶适量，水煎，加食盐少许，浸泡患处。

43. 轻度煤气中毒　浓茶、食醋各1杯，混合，一日3次分服。

44. 误服砒霜或吃药过量而中毒

（1）浓茶水适量，在未送医疗前，可尽量饮用以延迟毒物的吸收，并使一部分排出体外。

（2）茶叶30克、牛奶500克，茶叶泡浓，与牛奶一起交替服用。

45. 蜂螯虫咬　泡过的茶叶适量，捣烂敷在伤口上。

46. 蚊虫咬伤　明矾、芽茶各等份，上药共为细末，凉水调服9克，或涂抹伤口。

47. 解烟毒　烟草中含有尼古丁，喝茶有解尼古丁毒的作用。

48. 酒精中毒　红茶，浓茶水候温饮下。本方有利尿作用，适用于酒醉后头昏脑胀、胸闷欲吐症状。

49. 小儿夜哭 茶叶（越陈越好）。把茶叶放口内嚼烂，捏成小饼，敷在小儿脐上，外用棉花盖上扎好，10 余分钟后即可停止。

50. 小儿阴囊生疮 腊茶、五倍子各 15 克、轻粉少许。上药研末，先用葱白、花椒煎汤洗，后用香油调敷。

51. 小儿肝炎 红茶 3 克、白糖 60 克。将上两味用沸水冲泡至成血色，加水至 500 毫升，冷热适口饮用，限于上午服完，连服 7 天为 1 个疗程。此为儿童用量，成人用量加倍。

52. 小儿咳喘 茶子、米泔水各适量。米泔水磨茶子取汁，将汁滴入鼻中。

53. 小儿消化不良

（1）孩儿茶不拘多少，研为细末，口服。1 岁左右服 0.15 克，2 岁以上服 0.2 克，每天 3 次。

（2）绿茶适量，用沸水冲泡，频频饮服。同时可配合补液。

54. 婴儿腹泻 绿茶 1 克，研为极细粉，每天分 3 次温开水或乳汁调服。连服 1 ~ 4 天为 1 疗程。治疗单纯性婴幼儿腹泻，

55. 闭经 绿茶 25 克、白糖 100 克。用开水将上 2 味冲泡，晾一宿，次日 1 次饮下。

56. 月经过多 莲花 6 克（阴干）、绿茶 3 克。上 2 味共研细末。每日上次，白开水冲泡。

57. 崩漏 茶叶 5 克、莲子 30 克。将茶用开水冲泡后取汁，另将莲子用温水浸泡数小时后，加冰糖 20 克炖烂，倒入茶汁拌匀，即可食用。

58. 痛经不孕 茶树根、凌霄花根、小茴香各 20 克。于月经来时，将前 2 味药同适量黄酒隔水炖 2 ~ 3 小时，去渣加红糖和服。月经净后的第二天，将后 1 味药炖老母鸡，加少许米酒和食盐服用。每月 1 次，连服 3 个月。

59. 羊水过多 红茶 10 克，沸水冲泡，早晚各饮 1 次。7 ~ 20 天在为 1 疗程。

60. 宫颈炎　孩儿茶不拘多少，研为细末，均匀撒于炎症溃疡面上，每日 1 次。有效者 4~5 次即可痊愈。

61. 产后便秘

（1）松萝茶 10 克、白糖 15 克。先煎开水 1 碗半，再入茶煎至 1 碗，调入白糖服用。

（2）葱汁适量、茶叶末适量，将葱捣烂后取汁，调茶末服。勿服大黄。

62. 睑腺炎（麦粒肿）　沏茶水一杯，盖上盖子后留缝，对住患眼用汽熏眼，每次 10 分钟，一般熏 2~3 次见效。

63. 结膜炎

（1）菊花 10 克、龙井茶 3 克，开水冲泡，代茶饮。

（2）鲜茶叶适量，将茶叶捣烂取汁，点眼。或用于茶叶泡后，以浓茶汁点之亦可。

（3）红茶或绿茶适量，煎浓茶水冲洗患眼或用加盐制成盐茶水频洗。

（4）可泡绿茶，淡茶水连续饮茶。饮茶还可防治如胃热、喉炎、便干等上火症状。

64. 视物不清　细茶叶、细辛、僵蚕、白芷、羌活、独活各等份，葱头 7 个。水煎，先熏后饮。也可治疗伤风头痛。

65. 口腔溃疡　茶树根 30 克，以水煎汤，代茶饮。

66. 口鼻生疮　芽茶 60 克、冰片 0.3 克、硼砂 1.5 克、孩儿茶末 10 克、诃子肉 6 克，共研细末，甘草汤为丸，每服 6 克，每日 2 次。

67. 牙齿过敏　红茶 10 克，水煎后用茶液漱口，然后饮服。每日数次，直至痊愈，不可中断。此方为每次量，不宜再煎再漱饮，需用新茶。

68. 口疮　浓茶含漱，每日十余次，可治口腔炎等，有清洁口腔、消炎、杀菌、防腐的作用。

69. 除口臭　口内有炎症或消化不良，极易产生口臭，吃了蒜、葱、韭菜和肉类等，不仅有一股气味，而且也产生口臭。口内发炎引起的口臭，可用浓茶含漱；因吃蒜等引起的口臭，可将一些茶叶放在口内嚼一会，即可消除。

70. 失音

（1）茶叶、苏叶各 5 克，食盐 3 克，先用砂锅炒茶叶至焦，再将食盐炒呈红色，同苏叶加水共煎汤服用，每日 2 次。

（2）咸橄榄 5 个，乌梅 2 个，竹叶、绿茶各 5 克，白糖 10 克。用水共煮，饮汤。日服 2 次，每次 1 杯。

（3）蝉蜕 6 克、绿茶 15 克。将上 2 味放入茶壶内，用沸水冲泡，随饮随泡。

71. 咽喉肿痛

（1）丝瓜 200 克、茶叶 5 克，将茶叶用沸水冲泡，取汁。洗净丝瓜、切片，加盐煮熟，倒入茶汁，拌匀服食。

（2）细茶叶（清明前者佳）、薄荷、黄柏各 9 克，硼砂（锻）6 克。上药研极细末，取净末和匀，加冰片 0.9 克，吹入喉内。

72. 鼻出血　陈墨 1 块（约 6 克）、茶叶 30 克。用沸水将茶叶冲泡 1 杯后，以茶水研墨，再用茶水送服。也可治妇女倒经、月经过多等病症。

73. 鼻窦炎

（1）上等龙井茶 30 克、川黄柏 6 克。共研细末，以少许药粉嗅入鼻内两侧，每日多次。治疗鼻窦炎、鼻塞伴有脓性分泌物、腥臭等症。

（2）孩儿茶适量，研为细末，吹鼻，每日 2～3 次。可治鼻渊流水。

74. 中耳炎　青茶末、蝉蜕、薄荷、细辛各 3 克，冰片 0.3 克。共研细末，葱白捣泥，和匀，做小捻，绢裹，纳入耳内。

二、禁忌

1. 肾功能不良及尿失禁患者不应多饮茶水。茶叶苦凉，具清热利水的作用，多饮茶水能够损伤肾脏，加重肾脏疾病及尿失禁患者的病情。

2. 服用中药威灵仙、土茯苓时禁忌饮茶。威灵仙和土茯苓与茶相畏，同用可导致身重而痛或头发脱落之症。服用其他中药时也不宜饮茶，因中药多含酸性物质和生物碱，容易和茶叶中的鞣酸产生沉淀反应，使药效降低。

3. 空腹时不宜饮用。茶有消食健胃的作用，空腹时饮用，将会使胃肠道蠕动增强，久之，则会造成胃肠道功能紊乱而影响健康。

4. 不宜在吃饭前后饮茶。食物进入胃肠以后，需要经过各种"酶"和胃酸的相互作用，才能使食物转化成人体吸收的营养物质，饭前饭后饮茶都会冲淡胃液，使食物不能被及时消化，增加胃肠道的负担。久之，则会损害胃的消化功能，影响人体的健康。

5. 高血压、心脏病患者不宜饮浓茶。茶能减低血清胆固醇浓度，调整胆固醇与磷脂的比值，减轻动脉硬化的程度，增强毛细血管壁的弹性，并有延缓凝血和促进纤维蛋白溶解的作用，对冠心病患者产生良好的作用，所以茶成为防治高血压、冠心病的首选饮料。但淡茶水适量饮用有益，浓茶则不宜，因为茶叶中所含的咖啡因能使人兴奋、血压升高，高血压、心脏病患者饮浓茶，可导致心跳加快、烦躁不安、胸闷、心慌、气短等异常症状，甚至可导致心律不齐，甚至造成危险后果。

6. 神经衰弱及失眠患者不宜饮茶。茶叶所含的咖啡因可促使神经系统兴奋，引起基础代谢增高，可导致失眠、烦躁不安，神经衰弱及失眠患者饮用则会加重病情。

7. 消化道溃疡患者禁忌饮用。茶叶中所含的咖啡因是溃疡的致病因素，患有消化道溃疡病的人饮茶将会刺激胃液分泌，加重胃酸对溃疡创面的侵蚀，使病情加重。

8. 哺乳期的妇女不应饮用浓茶。茶叶含咖啡因，不仅影响乳汁的分泌使乳汁减少，还会通过乳汁进入婴儿体内，使婴儿发生肠痉挛而哭闹不安。

9. 习惯性便秘患者不宜饮浓茶。茶和蜂蜜合饮，可防治便秘，单饮浓茶却不宜，因为茶叶中的鞣酸有收敛作用，浓茶中含较高，鞣酸可使粪便干燥，肠道的蠕动减弱，加重病情。

10. 隔夜残茶不宜饮用。泡过夜的残茶，不仅失去了维生素等营养成分，还会馊臭、变质，饮后容易使人发生胃肠道感染疾病。

11. 不宜用茶水煮鸡蛋食用。茶鸡蛋是市场常见的现象，但煮鸡蛋的茶浓度甚高，浓茶中含有较多的单宁酸，单宁酸能使食物中的蛋白质变成不易消化的凝固物质，影响人体对蛋白质的吸收和利用。鸡蛋为高蛋白食物，故不宜用茶水煮鸡蛋食用。

12. 长期不刷牙的人不宜饮浓茶。茶叶中所含的鞣质、叶绿素、胡萝卜素和氨能使牙齿染上黄棕色，长期不刷牙的人饮浓茶可使牙齿色素蓄积。

13. 茶叶不宜久放后饮用。茶叶存放时容易吸收异味，怕潮湿、高温和光照。潮湿可使茶叶发霉，光照可加速茶叶的氧化作用。高级茶叶均系细光嫩芽加工而成，即使在防潮、防光和温度适宜的条件下，花茶保存期也不宜超过一年半，绿茶不宜超过一年。保存不妥或过长，茶的色香味就会丧失或产生霉变。

14. 贫血患者不宜饮浓茶。茶叶所含的维生素 C 能促进膳食中非血红素铁的吸收，但所含的植酸、草酸、单宁酸等能抑制非血红素铁的吸收，而后者的作用明显大于前者。饮茶对膳食中非血红素铁的吸收有明显的抑制作用。食物中所含的铁均以 3 价铁的形式进入消化道，这种形式的铁并不能被机体吸收，必须经过胃液的作用，高价铁转化为低价铁时才能被机体吸收。茶叶中所含的鞣酸却极易与低价的铁结合，在消化道内形成不溶性的铁单宁复合物鞣酸铁，这种复合物不能被小肠黏膜上皮细胞吸收。

实验研究发现：服用三氯化铁且饮水者，铁的吸收率为21.7%；服用同量三氯化铁而饮茶者，铁的吸收率仅为6.2%。改用硫酸亚铁加维生素C作试验，饮水者铁的吸收率为30.9%，饮茶者则为11.2%。人体缺铁则会使体内血红蛋白合成减少，贫血的病情加重。虽然不能因其有抑制铁吸收的坏处而禁饮茶水，但从防治缺铁性贫血的角度，凡有缺铁性贫血的人以及比较容易发生缺铁性贫血的人，如孕妇、乳母、月经过多的育龄妇女、青少年和婴幼儿童应少饮茶，最好不饮浓茶。有茶瘾者，也要酌情控制。

15. 第一杯茶水不宜饮用。茶叶表面容易残留农药，经水泡后，农药迅速溶于水中，第一杯水农药含量较多。舍弃第一杯茶水，将会去掉大部分的农药残留成分。

16. 不宜用保温瓶或杯沏茶饮用。茶叶中所含的芳香油及多种维生素较容易溶解于水中，一般开水浸泡后即可饮用。若放于保温瓶或杯中长时间浸泡，由于水是高温恒温状态的，如同文火熟煮一样，茶叶的维生素就会大量被破坏，芳香油也会大量挥发，鞣酸和茶碱被大量浸出，不但降低茶的营养价值，还会使茶水香味降低，变得苦涩，有害物质增多。

17. 不宜饮用浸泡过久的茶水。茶水浸泡过久，维生素C和维生素E就会被破坏，茶的香味也会降低，并会变浑浊，咖啡因和鞣酸的含量也会大大增加，咖啡因含量增加则会使刺激作用增强。鞣酸过多既影响食物中蛋白质的吸收，还对痛风、泌尿系结石患者产生不利影响。

18. 饮茶不宜过量。茶叶所含的咖啡因对神经系统及心血管系统均有刺激作用，鞣酸过量也对人体有害，另外，茶叶为含氟量高的饮品，若摄氟量一天超过3~4.5毫克就会引起蓄积中毒。氟中毒则会出现牙齿变色或四肢和脊柱疼痛、关节变形、瘫痪等病症。

19. 不宜煮茶水饮用。茶叶中所含的有涩味的鞣酸在高温下会大量溶入茶水中，使茶水苦涩；高温还可破坏茶叶所含时维生素。

20. 不宜嚼食未泡过的茶叶。茶叶中常残留农药的成分，茶叶在加工过程中碳化物的热解作用，还会使茶叶污染上苯并芘等致癌物质。

21. 发热患者不宜饮浓茶。茶叶所含的茶碱可提高人体的温度，使降温药物的作用消失或减弱。

22. 饮用新茶不宜过浓。刚摘下制成的茶中所含的鞣酸、咖啡因、生物碱及芳香油等成分较多。大量饮用新茶，稍淡者不会引起不适，浓度大者则有明显的副作用，因茶中所含的咖啡因及多种芳香油能使人的神经系统极度兴奋，似醉酒一样出现血液循环加快、心率加快，使人感到心慌、气促。

23. 不宜用滚开水泡茶。用滚开水泡茶会把茶叶的鞣酸很快都泡出来，还会把维生素 C 等有益物质破坏掉。用滚开水泡的茶水，味道苦涩，还有碍消化。因此，应把开水灌入暖瓶几小时后再用来泡茶。

24. 有焦味的茶叶不应饮用。茶叶在烘制的过程中，由于火温太高或烟的浓度过高，可使茶叶烧焦或熏上浓烈的烟味，也可与煤、木炭燃烧时所产生的致癌物质 3,4-苯并芘接触而受到污染。以上因素都可使茶叶带有焦味，苯并芘的含量增加，故有焦味的茶叶不应饮用。

25. 服用含金属离子药物时不宜饮茶。含金属离子的药物，如铁剂、钙剂、钴剂、铋剂、铝剂、银剂等都可与茶中的鞣酸结合，在胃肠道中产生沉淀，不仅影响药物的吸收，使降低药效，还会刺激胃肠道，引起胃部不适，甚至引起胃绞痛、腹泻或便秘等症状。

26. 服酶制剂时禁忌饮茶。各种酶制剂都是蛋白质，蛋白质是由氨基酸通过肽键组成的，茶叶中所含的鞣酸可与肽键结合，形成牢固的氢键结合物，而改变它的活性和消化作用。故服用胃蛋白酶、乳酶生、胰酶等制剂时禁忌饮茶。

27. 服用抗生素时不应用茶送服。茶叶中的鞣酸容易与抗生素类如红霉素、新霉素、四环素等药物结合，影响这些药物的吸收，减低抗生素的作用。

28. 服用碳酸氢钠时不应饮茶。碳酸氢钠与茶中的鞣酸会引起分解反应，使碳酸氢钠失去药效，故服用碳酸氢钠药物如健胃片、大黄苏打片、小儿消食片等药时不应同时饮茶。

29. 服用洋地黄等强心药时不应饮茶。洋地黄等药可与茶中的鞣酸结合，生成不溶性沉淀物，阻止药物的吸收，使药效降低。

30. 服用双嘧达莫（潘生丁）药物时禁忌饮茶。双嘧达莫有增加心肌中环磷腺苷的作用，但茶叶中的咖啡因却有抗腺苷作用，使药效降低。

31. 服用镇静、催眠药物时不应饮茶。茶叶含的咖啡因、茶碱和可可碱等，具有兴奋中枢神经、强心利尿的作用，和镇静催眠药有相反作用。

32. 服用单胺氧化酶抑制剂时不应饮茶。单胺氧化酶抑制剂如痢特灵、优降宁等药物口服后，抑制人体内组织中的单胺氧化酶，致使去甲肾上腺素等单胺类神经递质不能被破坏，贮存在神经末梢。单胺氧化酶抑制剂若与茶水同服，茶中所含的咖啡因可刺激神经末梢，使去甲肾上腺素大量释放，可出现恶心、呕吐、腹泻、腹痛、头痛、心律失常、心肌梗死、神志不清等症状。

33. 服用维生素 B_1 及利福平时不宜饮用。茶叶的一些成分会妨碍利福平的吸收和降低利福平的生物利用度；所含的单宁酸能和维生素 B_1 结合，使人难以吸收利用。

34. 儿童禁忌饮茶。儿童饮茶后容易引起兴奋，出现食欲降低、消化道黏膜收缩，影响食物的消化和吸收。茶中的鞣酸还可影响食物中维生素 E 和铁的吸收，导致血红蛋白水平降低和红细胞体积缩小，容易发生贫血。

果蔬汁

果蔬汁是用新鲜水果或蔬菜为原料生产的饮料，主要含碳水化合物、矿物质、维生素等营养成分。

果蔬汁具有不含防腐剂、食用色素等食品添加剂的特点，分原果蔬汁、浓缩果蔬汁、果蔬汁糖浆等多种，是理想的保健饮品。

禁忌：

1. 忌久存后饮用。果蔬汁以鲜饮为佳，存放过久则会使营养成分大部被破坏，如橘子汁，则生产出者每 100 毫升含维生素 C 为 30 毫克，而存放 6 个月后几乎完全消失。

2. 不宜用果汁服药。酸性物质容易导致各种药物提前分解或溶化，不利于药物在肠道吸收而影响药效。某些药物如磺胺类药物与酸性食物会形成结晶而损害肾脏。故服药时不宜用酸性果汁送服。

3. 有异味及变稠浊的果汁不应饮用。果汁饮料存放一段时间，有的会产生异味，如酸味、苦味、腐败味等，果汁有异味时不宜饮用。因酸味是由于果汁发酵或生产中消毒不严被醋酸杆菌污染的缘故，醋酸杆菌甚者还会在饮料面上出现白色斑膜；苦味是由苦味杆菌所致；腐败味是由于果汁腐败变质或含有杂质，细菌大量繁殖所致。果汁变稠浊是因果汁饮料被黏稠芽胞杆菌污染，并大量繁殖所致。

4. 不应饮用变色的果汁饮料。果汁饮料变色时，多已变质，如变成棕黑色是由于含铁量过高产生不溶性的蓝黑色物质所致。饮料变淡多因微生物繁殖或果汁中混入还原性物质，色素还原褪色所致。有些带色的微生物在饮料中生长繁殖也会使饮料变色。

5. 酸性果蔬汁不应与牛奶同饮。果蔬汁酸性者较多，加番茄汁、山楂汁、沙棘汁、牛奶含有较多的酪蛋白，酪蛋白遇酸后常结成较大的凝块不易消化。两者同时饮用，可使牛奶的凝块浮于果汁上，影响消化吸收，饮用后还能引起腹胀、恶心、呕吐等症状。

6. 忌用热水瓶装酸性果蔬汁饮用。热水瓶里的水垢中含有多种有害物质，这些有害物质遇到酸性物质后有害成分可很快溶解进入果汁中。若用热水瓶装酸性果蔬汁饮用则会对身体造成一定的危害，甚至可引起泌尿系统结石及慢性中毒、痴呆等症状。

7. 开瓶后放置的果蔬汁不宜饮用。果蔬汁开瓶后容易受细菌等微生物的污染，夏季更容易受微生物污染，有些微生物可以在果蔬汁中很快生长繁殖，容易使人产生腹痛、腹泻的症状。

汽　水

汽水为水、小苏打、柠檬酸、甜味剂及食用香料和色素等成分制成的饮料。饮料分硬饮料和软饮料两类。硬饮料是指不经发酵而由人工配制的、乙醇含量不超过3%，并含有二氧化碳成分、略带果味的饮料。如果味汽酒、小香槟酒等。硬饮料具有清凉爽口、果味醇厚、甜酸适宜、带有酒香味等特点。软饮料是乙醇含量不超过5%的饮料。这类饮料特点是酸甜适口、果香浓郁、透明度低，可直接或兑水饮用，老少皆宜。汽水即为此类饮料。

汽水具有止渴消暑的作用，适用于暑热烦渴者饮用。当人们喝汽水时，溶在水中的二氧化碳通过口腔进入胃中，因胃中温度比汽水温度高，二氧化碳以打呃的方式通过口腔从胃中逸出，使人体有一种凉爽舒适的感觉。与此同时，二氧化碳在肠胃中还能加速胃液、肠液的分泌，故能稍稍增进食欲。

禁忌：

1. 饱餐后不应饮用。饱餐后胃部的上下通道阻塞。如饮用汽水，汽水里的小苏打与胃中的盐酸起反应将会产生大量二氧化碳，但二氧化碳气体因通道阻塞无法排出，迫使胃剧烈膨胀，严重者可导致胃被破坏，甚至危及生命。

2. 开盖后放置的汽水不应饮用。汽水开盖放置后，二氧化碳气体迅速溢出，汽水变成了凉糖水，受夏日炎热气候的影响，很适宜病原微生物繁殖。饮用此种汽水，不仅没有防暑的作用，还可导致消化系统疾病。

3. 吃饭时不宜饮用。吃饭时饮用汽水，大量的水分会把胃酸稀释冲淡中和，使胃液的杀菌力和消化力降低；汽水中所含的二氧化碳刺激胃黏膜，使胃酸分泌减少，影响胃里消化酶的产生，也影响胃的消化功能；汽水中的二氧化碳还会增加胃内压，导致胃壁膨胀，使胃的蠕动减弱，食物的排空减慢，出现腹胀腹痛等症状，久之，还可导致胃炎或胃痉挛。故吃饭时不宜饮用汽水。

4. 胃溃疡患者不宜饮用。饮用汽水后，汽水中的水分和气体进入胃中，可降低胃的正常功能，导致病变的胃黏膜更加失去保护作用，不利于溃疡面的愈合，汽水中所含的二氧化碳气体使胃内压力增高，还容易导致溃疡面穿孔，故胃溃疡患者不宜饮汽水。

5. 饮酒时不宜喝汽水。饮酒时喝汽水，汽水中所含的二氧化碳会促进胃肠黏膜对酒精的吸收，增强酒精的毒性作用。

6. 心、肾功能不良者不应多饮。心、肾功能不良者多饮，使体内的血容量增加，会导致心、肾的负担加重，出现心慌、乏力、尿频等症状。

7. 汽水瓶内、外部不洁或漏水、漏气者不宜饮用。受夏季炎热气候的影响，汽水瓶内、外部不洁或漏水、漏气者，容易导致细菌污染，出现消化系统疾病，故此类汽水不宜饮用。

8. 商标不全或过期汽水不宜饮用。商标残缺不全或已不清晰以及无商标、厂址、保存期者多属伪劣品，过期之品气体容易散发，其他成分也容易变质，故均不宜饮用。

9. 瓶内有杂质或异色沉淀物的不宜饮用。果汁型的汽水，允许有适度的浑浊和少量果肉沉淀，但如果混有杂质或出现异色棉絮状悬浮物或其他沉淀物时，说明配用原料不当或已变质，饮用后对身体不利，故不宜饮用。

10. 色泽特别鲜艳的汽水或异常色泽者不应饮用。不同品种的汽水，应具品名相符的合理色泽，如橘子汽水应橙色、柠檬汽水应无色、菠萝汽水应淡黄色、咸味型汽水应无色、果汁型汽水应色泽鲜明、可乐型汽水应棕红色。如果色泽特别鲜艳失去原果色的汽水，多系滥添加过量色素所致，出现异常色泽的，可能已受到污染或变质，两种颜色的汽水均对健康有害，故不宜饮用。

11. 不冒气的汽水不宜饮用。开启瓶盖稍加振荡后，一点气不冒出的汽水，或属配方不当的伪劣品，或属变质之品，均不利于健康，故不宜饮用。

12. 汽水香气与应具的香型不符或有其他气味者不宜饮用。汽水开瓶后，不同品种的汽水，都应具有香气。如果汽水的香气与应具的香型不符合，或具有馊酸气、霉气等，表明汽水已经变质，饮用后容易导致疾病，故不宜饮用。

13. 口感苦涩的汽水不宜饮用。如果汽水口感苦涩，多系糖度过低，加入大量糖精所致，此类汽水为伪劣品亦不宜饮用。

14. 酸性汽水不宜多饮。酸性汽水主要成分为柠檬酸。这种饮料饮用过多，会造成大量有机酸骤然进入人体，产生酸血症。肌肉在酸性环境下，活动能力下降，疲劳不易恢复，尤其在盛夏出汗较多，食欲减少，电解质损失多补充较少，电解质缺乏也会导致肌肉疲劳。加之酸性饮料的作用，更易加重疲劳。

15. 劳动后不宜大量饮用汽水。劳动后胃肠道的血管处于收缩状态，大部分血液集中到劳动时紧张的肌肉中，若大量饮用汽水，胃肠道的吸收能力变差，水分容易在胃肠道积聚，汽水所含的气体又会使胃内压力增高，会导致腹部闷胀不适。过多的二氧化碳和胃酸中和降低了胃液原有的消化作用和杀菌能力，影响正常食欲，故劳动后不宜大量饮用汽水。

16. 小儿不宜多饮汽水。小儿胃肠发育尚未完全成熟，饮入汽水过多，会损伤胃黏膜，造成消化功能紊乱和腹痛、腹泻。

果子露

果子露的主要成分是白糖、水、糖精、柠檬酸、苯甲酸钠等，具有养阴生津的作用，适宜于暑热及热病渴饮的患者饮用。

禁忌：

1. 形体肥胖者不宜多饮。果子露含有较多的糖分，饮用后将使肝糖原增加，脂肪蓄积，使身体更加肥胖，诱发脂肪肝及高脂蛋白血症，尤其是可使脂蛋白数值上升。

2. 体虚胃弱者不宜多饮。果子露根本不是水果制成的，营养价值较低，除糖能供给人体一定的能量、柠檬酸参与代谢外，其余配料大都没有营养价值，新鲜色彩是加入着色剂所致，过量饮用则会冲淡胃液，妨碍消化。

3. 缺钙者不宜多饮。果子露中的香精、香料等成分可与体内钙离子结合，形成钙盐，导致血钙下降，从而影响儿童骨骼、牙齿的发育，并可诱发老年人缺钙性抽搐、骨折、肌肉疼痛及易疲劳等症状。

4. 腹泻患者不宜多饮。果子露中的糖分会增加胃肠道的消化负担，使腹泻患者的病情加重，并容易出现腹胀感。

5. 夏季不宜多饮酸性的果子露。酸性果子露饮用过多，会造成大量的有机酸骤然进入人体，产生酸血症。夏季电解质丢失过多，容易使人产生疲劳无力、肌肉酸痛的感觉，肌肉在酸性环境下，也容易产生疲劳无力之感。夏季电解质丢失过多的情况下饮用果子露，则会加重这种症状。

6. 小儿不宜多饮。小儿脏腑娇嫩、脾胃的功能较弱，过量饮用果子露，容易影响小儿的消化吸收功能，导致营养不良。

咖　啡

咖啡为咖啡果经焙炒、研碎制成的一种饮用品，咖啡是世界三大饮料之一，几乎每个国家都饮用咖啡。咖啡主要含有蛋白质、脂肪、粗纤维、咖啡碱、鞣酸等成分，其中含量较高的是咖啡因，每100克咖啡含咖啡因为 0.4~1 克。

咖啡性味甘、温，是一种良好的兴奋剂，适当饮用咖啡能强心利尿、消除疲劳，振奋精神，对提高脑力和体力、减少大脑血管的痉挛有一定作用。适用于神疲嗜睡者饮用。

一、食疗

1. 儿童多动症　多动症患儿每日早餐和午餐前各饮咖啡一杯，内含咖啡12克，白糖20克。咖啡浓度与市场销售浓度基本一致，连服一周，症状消失后减少饮用量，若症状有所改善但没根治可再饮用一周。注意一旦症状痊愈，即可停止，且不可长期饮用（注：多动症宜多食高蛋白、高磷质食品，忌多食糖、香蕉及镇静药，淀粉类食物也不可过量）。

2. 消化不良　浓咖啡1杯，白糖1匙，拌入粳米粥内，顿服。

3. 解酒醉不醒　浓咖啡1杯或数杯，喝下或灌入。

二、禁忌

1. 不宜与酒同时饮用。饮酒之后，酒精很快被消化系统吸收，接着进入血液循环系统，影响胃肠、心脏、肝肾、大脑和内分泌器官等功能，导致体内物质代谢紊乱。酒如果与咖啡同饮，可使大脑的兴奋性增加，并能刺激血管扩张，加快血液循环，极大地增加心血管负担，造成的损害为单纯饮酒的许多倍。故酒与咖啡不可同时饮用。

2. 小儿不宜饮用。小儿脏腑娇嫩，发育尚未健全，饮用咖啡容易使小儿神经系统的发育受到影响，可能会出现神经功能活动紊乱的症状，除小儿多动症外，尽可能少饮或不饮。

3. 喝咖啡时不宜抽烟。喝咖啡时抽烟，既可导致大脑过度兴奋，咖啡中的咖啡因得到香烟中尼古丁的诱变，还会诱使体内产生癌细胞，容易导致癌症。

4. 不宜长期饮用咖啡。长期饮用咖啡，将会使人体对咖啡因产生依赖性，扰乱大脑对刺激性物质的选择作用，停饮后会导致大脑高度抑制，出现血压降低、失眠、焦虑、神经衰弱的症状。还会因脑血管收缩，加压于血管上神经而出现头痛、血压升高的另一种现象，有的甚至导致精神失常。

5. 不宜短时间内大量饮用。研究表明，一杯一般浓度的咖啡含有 $100 \sim 150$ 毫克的咖啡因。10 克咖啡因就能使一个成年人丧命，短时间内大量饮咖啡，有使人出现中毒的危险。

6. 心脏病患者不宜饮用咖啡。据报道：健康人饮用一杯速溶咖啡（$2 \sim 3$ 茶匙）就会引起心动过速。对患有某种心血管疾病的人，还会出现血压升高现象。咖啡因还有刺激心脏和周围的血管，使胆固醇水平增高的作用，可导致与动脉硬化有关的低密度脂蛋白含量增多。

美国霍普金斯医学院学者对 1000 名经常饮用咖啡者进行了 5 年一周期、持续 25 年的观察，发现咖啡是导致心脏病的危险因素之一。他们还观察到：每天喝咖一杯以上的人比不喝咖啡的人患心脏病的危险性大两倍，且更容易出现心绞痛、心脏供血不足等。

7. 孕妇不宜饮用。咖啡因对胎儿的正常发育有着较明显的不利影响，孕妇饮用咖啡，可以导致婴儿肌肉张力降低，肢体活动能力差，或导致婴儿神经系统发育异常，甚至出现弱智、痴呆。

8. 饮用前不应长时间煎煮。为了保持咖啡的香味，咖啡不宜长时间煮沸。因蒸汽可携带部分芳香物质，并聚集在咖啡表面形成泡沫，咖啡的香味取决于这些泡沫的浓度。煮沸后的咖啡继续沸煮，将会破坏泡沫，使芳香物质随蒸汽流失，影响饮用效果。

9. 消化道溃疡者不应饮用。咖啡中所含的咖啡为中枢兴奋剂，对交感和副交感神经均有兴奋作用，饮用咖啡可导致胃酸等消化液增加，刺激胃黏膜及溃疡面，不利伤口愈合，加重消化道溃疡的病情，故不宜饮用。

10. 失眠患者不应饮用。咖啡中所含的咖啡因与人类大脑中的有抑制兴奋作用的化学物质腺苷酶的化学结构十分相像。咖啡因进入大脑后将干扰腺苷酶发挥作用，使大脑处于一种过度兴奋状态，加重失眠患者病情。美国联邦食品和药品管理局（FDA）发言人杰姆·格林纳认为"太多的咖啡因会导致失眠、神经质、易发怒、易焦虑不安，还会引起心律不齐与循环系统的障碍"。

研究表明：没有节制地饮用咖啡，会破坏睡眠，对神经系统也有较明显的损害。咖啡饮料虽能使人精神振奋，但只是暂时的，随之而来的则是机体疲劳。国际奥林匹克委员会已把咖啡列入运动员禁用饮料。

11. 服用单胺氧化酶抑制剂时不宜饮用。呋喃唑酮（痢特灵）、异烟肼等单胺氧化酶抑制剂服用后，可使单胺类的神经递质如去甲肾上腺素不被破坏，贮存在神经末梢。咖啡因可刺激神经末梢，使去甲肾上腺素大量释放而出现恶心呕吐、腹泻、腹痛、头痛、头晕、抽搐、心律失常等症状。

12. 不宜与茶水、可口可乐、巧克力、阿司匹林同时饮用或食用。每人每天咖啡因的摄入总量不得超过 250 毫克，相当于 2～3 杯咖啡的含量，超量后常引发某些疾病。由于茶叶、可口可乐、巧克力、阿司匹林等均含有咖啡因，故不可同进饮用或食用。

13. 妇女不宜过量饮用咖啡。美国某大学 5 名女学生调查结果表明：大量饮用咖啡的女性比不饮咖啡因的女性更易患经前综合征。经前综合征是指妇女在月经期以前，所出现的精神紧张、烦躁易怒、焦虑、精神不集中、失眠、头痛、乳房胀痛等症状。

喝咖啡还可以引起妇女乳腺囊肿，调查表明：有囊肿的妇女患乳腺癌的可能性比正常妇女高 4 倍。希腊的癌症研究人员于 1981 年发现，喝咖啡的妇女与不饮咖啡的妇女相比，卵巢癌的发病率高 2 倍。

美国俄亥俄州大学要求患有乳腺囊肿的妇女戒掉咖啡、茶、巧克力。当 17 名妇女戒掉上述饮料后，在 6 个月内有 13 名妇女的乳腺囊肿得以消失，成功率达 72%。故妇女不宜饮用咖啡，更不宜过量饮用。

14. 胰腺炎患者禁饮咖啡。法国的研究者发现，饮用咖啡者将使胰腺癌的发病率大大增加。法国的医学流行病学专家克劳尔研究发现，喝咖啡的人比不喝咖啡的人患胰腺癌的危险性高出 2 倍。美国哈佛大学从事公共健康研究人员在《新安格拉》杂志上发表文章，认为每日饮 5 杯咖啡的人便会增加胰腺癌发病的危险性。胰腺炎患者胰腺癌的发病率更高，故禁饮咖啡。

豆　浆

豆浆又名豆腐浆，为黄豆磨成之浆，主要含蛋白质、无机盐、脂肪等营养成分。常饮豆浆对人体健康十分有益。因为豆浆是用大豆制成，大豆中营养成分甚高。豆浆的消化吸收率可达 90% 左右。

豆浆性味甘、平，具有补虚润燥、清肺化痰的作用，豆浆还有一定医疗作用。《随息居饮食谱》中载，豆浆有"清肺补胃，润燥化痰"的功效。适用于虚劳咳嗽、痰火哮喘、便秘、淋浊、消化道溃疡等患者食用。

禁忌：

1. 饮用时加热时间不宜过短。生豆浆中含有胰蛋白酶抑制素和血细胞凝集素。胰蛋白酶抑制因子有抑制体内蛋白酶的作用，并对胃肠有刺激作用。生食后会引起恶心、呕吐、腹泻等中毒症状。血细胞凝集素有凝集红细胞的作用。充分加热才能破坏这些成分，故不宜简单加热未煮沸即饮用。

2. 不宜用豆浆冲鸡蛋食用。豆浆中所含的蛋白质为植物蛋白，鸡蛋中所含蛋白质为动物蛋白，二者同时食用有利于蛋白质的互补。二者蛋白质中氨基酸含量也不同，豆浆中色氨酸、苏氨酸、蛋氨酸等含量较少，而鸡蛋中含量较多，这有利于提高豆浆和鸡蛋的营养价值，从而弥补了豆浆的不足，这是有利的方面。但另一方面，用豆浆冲鸡蛋却不利于蛋白质的消化吸收，因为鸡蛋清中含有抗生物素和抗胰蛋白酶，抗生物素能妨碍人体对食物中生物素的吸收；抗胰蛋白酶能抑制人体内胰蛋白酶，从而影响蛋白质分解，降低蛋白质的消化吸收率。

此外，鸡蛋外壳上粘有许多脏污物质和细菌，蛋内也常含有一些细菌，尤其以散黄蛋更为突出。用豆浆冲不鲜的鸡蛋，往往不容易把细菌全部杀死，易造成腹泻等食物中毒现象。故应在豆浆煮一段时间，胰蛋白酶抑制素破坏后才放入鸡蛋煮食，用豆浆冲鸡蛋食用。

3. 豆浆不宜加红糖饮用。豆浆里所含的蛋白质可以和红糖里的有机酸结合，产主变性沉淀。变成人体不能吸收的成分，降低两者的营养价值。

4. 暖水瓶装豆浆不宜饮用。豆浆里含有皂苷，生豆浆中含量较高，豆浆中所含的皂苷能脱掉保暖瓶的水垢，使豆浆的营养成分改变。暖水瓶湿度适于微生物生长、细菌繁殖；放置过久，还容易导致蛋白质变性，饮用这种豆浆，容易导致疾病。

5. 喝豆浆时不宜食红薯或橘子。红薯的主要成分为淀粉，食后会产生大量果酸，橘子含果酸较多。喝豆浆时食红薯或橘子，其中的果酸将会使蛋白质凝固变性，影响消化吸收。故喝豆浆时不宜食用含果酸多的水果及红薯。

6. 不宜多饮。多饮可以导致饮食性蛋白消化不良，出现腹痛、腹泻等肠胃不适症状。

蜂　蜜

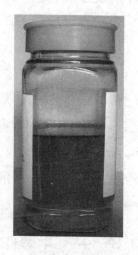

蜂蜜又名食蜜、沙蜜、石蜜、白蜜、石饴、沙蜜等。营养丰富，古希腊人认为蜂蜜是"天赐的礼物"，是神仙的食物；印度的《吠陀经》载：人类如能经常食用蜂蜜，可以延年益寿。《神农本草经》载：蜂蜜"安五脏之不足，益气补中，止痛解毒，除众病，和百药。久服强志轻身。不老延年"。南朝齐梁名医陶弘景说："道家之丸，多用蜂蜜，修仙之人，单食蜂蜜。谓能长生。" 100 多名百岁老人调查发现，老寿星中有80%的人常食蜂蜜或在养蜂场工作。

蜂蜜主要含多种蛋白质、维生素、酸类（主要有葡萄糖酸、柠檬酸、苹果酸）、矿物质（主要有铁、铜、钾、钠、镁、锰、磷、铝、铬、镍等）、糖分，其中水分18%，葡萄糖25.14%～41.43%，果糖31.94%～46.05%，蔗糖0.1%～4.21%，麦芽糖：0%～2.8%，矿物质：0.03%～0.9%。酶：蜂蜜中含有多种酶，如蔗糖酶、淀粉酶、葡萄糖氧化酶、过氧化酶等营养成分。

中国常见的蜂蜜有椴树蜜、荆条蜜、刺槐蜜、枣花蜜、棉花蜜、葵花蜜、紫云英蜜、柑橘蜜、荔枝蜜、苜蓿蜜、橙蜜、龙眼蜜、芝麻蜜、桂花蜜、荞麦蜜等。

好蜂蜜色泽呈水白或浅琥珀色，黏稠透明，滋味甜润。如荔枝蜜、柑橘蜜、椴树蜜、刺槐蜜、紫云英蜜、白荆条蜜、橘花蜜等均为上等蜜；而枣花蜜、油菜蜜、棉花蜜、葵花蜜等均为二等蜜，质量较一等蜂蜜稍次。购买时要买黏稠度大的蜂蜜，因为这样的蜂蜜含水少、质量好。

蜂蜜存放时有时会起"泡沫"，是耐糖性酵母菌作用下对蜂蜜中葡萄糖和果糖进行分解，产生酒精和二氧化碳的结果。

蜂蜜有熟蜜与未成熟蜜之分。熟蜜是指蜜蜂所采集的花蜜经过反复酿制，贮藏在巢中的甜物质。蜂蜜成熟后，蜜蜂就会分泌蜂蜡，将蜜房封盖严密。从封盖的蜜房中取出的蜜均称天然封盖蜜，即熟蜜，这种蜜含水分少，含还原糖（单糖）多，营养价值高。未成熟蜜是指没有封盖就取出的蜜。这种蜜含水分多，且营养价值低。市售蜂蜜多为过滤加工去除杂质的蜂蜜。

蜂蜜存放时结晶是固体溶质作为晶体主要葡萄糖从溶液中析出的现象。蜂蜜在 $13 \sim 14\,℃$ 时最易结晶，温度过高或过低时，均不易结晶。含水分多的蜂蜜，因溶液的过饱和程度降低，也能使结晶变慢。

一、主要作用

（一）对血管的保护作用

蜂蜜营养丰富均衡，被誉为"大自然中最完美的营养食品"，能给神经血管提供充足的营养。蜂蜜中所含的多种营养成分可以营养心肌并改善心肌的代谢功能，食用蜂蜜还可调节血液的各成分比例。蜂蜜中所含的果糖、葡萄糖可以很快被身体吸收利用，改善血液的营养状况，使血红蛋白增加、心血管舒张，改善血管的脆性，维持血管的正常运行，防止血液凝集，保证冠状血管的血液循环正常，故蜂蜜是心脑血管疾病的良好辅助饮品。

（二）对皮肤的保护作用

蜂蜜所含的营养成分可保护肌肤，医治各种肌肤损伤。蜂蜜还有杀灭病原微生物的作用，由于渗透压的作用。皮肤创伤表面敷上蜂蜜，各种微生物无法进入或成长。蜂蜜去掉糖分以后，其酸度等同于醋，醋是各种病原微生物的杀手，可令病原微生物在创伤部位不能生存。即使没有病原微生物侵入，在蜂蜜的作用下，伤口的肿胀、疼痛程度都会大大减轻，蜂蜜还能消除死去的肌肉，加快伤口愈合。

蜂蜜治疗烧烫伤效果非常明显，特别是严重烧伤，甚至烧到皮肤将要坏死程度时，将蜂蜜作为肌肤创伤敷料，可起到给受伤的肌肤补充营养、生肌长肉、杀灭病原微生物的双重作用。

蜂蜜可起到治疗皮肤疾病作用，无病时也是理想的护肤品。蜂蜜能供给皮肤养分，让皮肤具有弹性，还能杀灭或抑制附着在皮肤表面的细菌，促进皮肤上皮组织再生，消除皮肤表面的色素沉着，减轻或祛除皮肤上的黑斑。

（三）促进睡眠作用

蜂蜜富含多种营养成分，除葡萄糖、维生素外，每百克蜂蜜约含钙 4 毫克、磷 3 毫克、镁 2 毫克、钾 28 毫克，还含有铁、锌、锰、碘、硒、钠等微量元素，在所有的天然食品中，脑神经元所需要的能量在蜂蜜中含量最高。蜂蜜的这些营养成分有调节神经系统，缓解神经紧张，促进睡眠的作用，适宜于失眠患者睡觉前服用。

蜂蜜还没有其他安眠药物所具有的压抑、疲惫等副作用。研究发现，各种蜂蜜中苹果蜜的镇静功能最为突出。

（四）对肝脏的保护作用

蜂蜜所含的营养成分能促进肝细胞再生，辅助肝脏消除毒害成分对肝脏的不利影响，对脂肪肝有一定的抑制效果。蜂蜜与大枣、芝麻合用，补肝作用更为明显。

（五）其他作用

蜂蜜成分中含有一种大多数水果没有的果糖，它可以促进酒精的分解吸收，因此有利于快速醒酒，并解除饮酒后的头痛感。

经常食用蜂蜜能增强机体的免疫功能，提高对疾病的抵抗力。

研究发现，常常食用蜂蜜，不仅对牙齿无碍，还能在口腔内起到灭菌消毒的效果。

蜂蜜可以促使胃中消化液的分泌，还有增强肠蠕动的作用，能显著缩短排便时间。

中医学认为，蜂蜜性味甘、平，具有补中润燥、缓急解毒的作用，适于便秘、胃溃疡、十二指肠溃疡、汤火烫伤、口疮、阴疮等病患者食用或外用。

二、食疗

1. 支气管炎

（1）花生、红枣、蜂蜜各 30 克，水煎后一次服下，1 日 2 次。

（2）蜂蜜 35 毫升，鸡蛋 1 个，蜜微炒后加水适量，打入鸡蛋，晨起后、晚睡前服用。

（3）蜂蜜 60 毫升，猪板油 60 克，油化去渣，倒入蜜中，溶化至沸，盛入碗中，每日早晚开水冲服一汤匙，冬季量加倍。小儿酌减。

（4）蜂蜜、猪油、冰糖各 500 克，炒杏仁 120 克，将冰糖、杏仁共研细末，加入蜂蜜、猪油，炼后放冷，共搅拌匀，每日早晚开水冲服一汤匙。

（5）蜂蜜、葱汁各等份，煮沸，适量食用。

2. 肺气肿　羊肺 1 具，杏仁、柿霜、绿豆粉各 30 克，白蜂蜜 60 毫升。将羊肺洗净，挤去血水，再将杏仁去皮捣为泥，同柿霜、绿豆粉入碗内，加入蜜及清水 20～30 毫升，调匀成浓汁，装入羊肺内。置容器中，加入水 500 毫升，隔水炖熟，取出羊肺入盘内倒入汤汁。日常膳食，不拘次数，常服。

3. 咳嗽

（1）梨 500 克，蜂蜜 50 毫升，梨去皮切片，放在锅里加水煎，放入蜂蜜，1 日 3 次服完。

（2）白菜挤汁 300 克，加入蜂蜜 30 毫升，一次服完。

（3）白沙蜜 150 毫升炼净，熟羊油 150 毫升，熟羊髓 120 克，生姜汁 200 毫升，生地黄汁 1000 毫升。先煎羊油令沸，次入羊髓，又令沸，再下蜜、生地黄、生姜汁，不停搅动，微火数沸成膏盛贮。用时温酒调 1 匙，或作羹汤服饮。

4. 小儿咳喘　取蜂蜜 250 毫升，净锅烧热后先倒一点香油，油热后再倒入蜂蜜慢火熬煮。当蜂蜜热到膨胀起来时，可采取扇的办法降低液面温度，继续熬数分钟即可装入瓶中备用。每日服 3～4 次，每次一汤匙，温开水冲服，连服 7～10 天就可见效。

5. 呕吐　大蒜捣汁兑入蜂蜜，用温开水冲服。

6. 治疗溃疡出血　蜂蜜适量，鲜藕两节。先将藕节切开一头，往藕眼里灌入蜂蜜。再将切下的一头盖上，蒸熟后吃；另一节切碎，水煎喝汤。

7. 胃、十二指肠溃疡

（1）蜂蜜一杯，隔水蒸熟，于饭前 1 次服下，每日 3 次，连服 1 个月，溃疡点可逐渐消失，胃液总酸度下降，疼痛消失。

（2）牛奶 250 毫升，蜂蜜 1 匙，共同放入粥里拌匀食下。

（3）蜂蜜 500 毫升，猪胆 20 个，将猪胆取汁，共煮成膏，每次用温开水冲服 1 匙，1 日 2 次。

8. 胃下垂　韭菜子 60 克，蜂蜜 120 毫升，捣烂加蜜，开水送服，每日早晚各 1 次。重者加针灸治疗。

9. 痢疾　萝卜汁、生姜汁、蜂蜜、浓茶水各等量，四样调匀内服。

10. 疟疾　蒸熟蜂蜜 15～30 毫升，白酒适量，在疟疾发作前 10 分钟至 1 小时服用。如果发作时间掌握不准，可以在发作的当日连服 3 次。

11. 便秘

（1）凉开水一杯加蜂蜜 10～20 毫升，待其溶在水中服用。每日 2 次，在饭前或饭后半小时左右服用，连续两天。

（2）牛奶 250 毫升，蜂蜜 50 毫升，牛奶加热，稍温加入蜂蜜，晚饭后饮，服数次见效，累用累验。

（3）开水送蜂蜜，加盐适量，于早晚空腹服下，连服数日。

（4）蜂蜜10毫升，香油3毫升，两味调和，用开水冲服。

（5）薄片蜜渣150克，五花猪肉250克。先将蒸肉碗底铺上一层蜜渣，放一层肉片，再逐层铺上，最后一层铺蜜渣，然后用1只碗合上，用纸密封，使之不漏气，慢火蒸40分钟后放凉食用。

12. 肠梗阻　蜂蜜250毫升，微温服下。

13. 冠心病　香蕉去皮研碎加入茶水中，兑蜂蜜当茶饮。

14. 高血脂　葱白、蜂蜜等量，葱白捣成糊，拌蜂蜜服下，每日服2次。

15. 高血压　芹菜、蜂蜜等量，两味稍加温后饮服。1次服40毫升，1日服3次。

16. 咯血、吐血　蜂蜜适量，鲜莲菜100克，鲜莲菜挤汁，加入蜂蜜饮服。

17. 黄疸型肝炎　猪苦胆1个，蜂蜜100毫升，猪苦胆与蜂蜜调匀，蒸20分钟饮服。

18. 失眠　蜂蜜适量开水冲服，若用牛奶冲服更佳。

19. 眼睑炎、角膜溃疡　纯蜂蜜适量，每日涂患处4次。

20. 小儿不吃奶　核桃仁30克，蜂蜜100毫升，核桃仁研为末，调入蜂蜜，干净纱布包成乳头状，放入小孩口内当乳吃。

21. 小儿肺炎　鲜藕汁250毫升，蜂蜜50毫升，调匀，每日5次服完。

22. 遗尿

（1）睡前给小儿服1匙蜂蜜，连服半个月。

（2）核桃壳10克，白蜂蜜适量，将核桃壳烧成灰研成细末，用蜜调匀，清晨空腹服下。

23. 皮肤瘙痒　大枣10个，蜂蜜10毫升，桂圆肉10克，加水适量，隔水蒸熟食用。

24. 疥疮　独头蒜 1 个，蜂蜜少许，捣匀涂患处。

25. 鸡眼　连须葱白、蜂蜜适量，患处洗净，削去鸡眼老皮，将葱白、蜂蜜捣烂敷患处，纱布固定，3 天换药 1 次。

26. 冻疮　猪油、蜂蜜以 3 : 1 的比例混在一起搅匀，涂患处，每天 2 ~ 3 次。

27. 水、火烫伤

（1）蜂蜜每日涂 5 ~ 6 次，洗净创伤面，涂患处。

（2）蜂蜜、蛋清混合调匀涂患处。

28. 毒蛇咬伤、蜂蝎蜇伤　蜂蜜、大蒜等量，大蒜捣泥调入蜂蜜，敷在伤面。

29. 瘀血肿痛　酱油、蜂蜜等量调匀，文火加热将肿痛患处浸入。

30. 咽炎　取适量茶叶布包放杯中，沸水泡成后放入蜂蜜搅匀，每隔半小时漱口并咽下。

31. 慢性喉炎　鸡蛋皮 3 克，天冬 10 克，蜂蜜 1 匙，放水适量，隔水炖后饮用。

32. 牙痛　鸡蛋 2 个，蜂蜜 60 毫升，开水冲后放冷，空腹服下。

33. 臁疮　葱白、蜂蜜等量捣烂，敷在疮面上。

34. 倒睫毛　蜂蜜 15 克、五倍子 12 克，将五倍子捣为细面，蜂蜜调匀，取适量敷于眼皮上，每日 1 次，连用 4 ~ 5 次。

35. 萎缩性鼻炎　先用温水洗净鼻孔，棉球蘸生蜂蜜涂入鼻孔，每日早晚各 1 次。

三、禁忌

1. 食用时不宜用沸水冲饮。食用蜂蜜最好用水温不超过 60℃ 的温开水冲饮，不可用沸开水冲饮。如果用沸水冲饮，不仅不能保持蜂蜜中原有的色、香、味，还会不同程度地破坏其中的营养成分，能使蜂蜜所含 20% ~ 50% 的维生素 C 破坏。当把蜂蜜加热至

67℃时，时间稍长，就会使蜜内的淀粉酶分解，使某些营养成分发生变化，色泽随之会变深变暗。故不宜用沸水冲饮。

2. 不宜食用生蜂蜜。蜜蜂在酿制蜂蜜时，常会采集有毒的花粉，花源短缺时，采集的有毒花粉更多，人食用有毒的花粉酿的蜂蜜容易发生中毒。蜂蜜在收获、运输、保管过程中还容易污染细菌，人食后将会感染疾病，食用污染肉毒杆菌的蜂蜜，甚至会有生命危险。加热则可杀灭病原微生物，还可使毒素分解，故不宜食用生蜂蜜。

3. 有黄藤地区不宜食用7~8月份的蜂蜜。7~8月份是山里黄藤开花的旺季，黄藤花含有生物碱毒素，人食用蜜蜂采黄藤花粉酿的蜜将会中毒。

4. 不应在金属容器中存放后食用。蜂蜜中含的有机酸和碳水化合物在酶的作用下，一部分转变为乙酸。金属容器常用镀锌的铁皮罐，乙酸则能腐蚀铁皮，使蜂蜜中铅、锌、铁等金属含量增加，蜂蜜变质，营养成分受到破坏。人食用变质的蜂蜜容易发生恶心、呕吐等中毒症状。

5. 不宜食用冒泡的蜂蜜。新鲜的蜂蜜，色正味美，若蜂蜜的表面析出许多小的气泡，说明营养成分已发生了改变。因为蜂蜜中含有较强吸水性的葡萄糖，存放不当时，蜂蜜的含水量会逐渐增多。当含水量超过20%时，蜂蜜中的酵母将会大量繁殖，分解蜂蜜中的营养成分，引起蜂蜜冒泡变质。此时经严格消毒尚可食用。若继续保存，不但会导致酸败，还会导致病原微生物进一步污染。故冒泡后再保存的蜂蜜不宜食用。

6. 婴儿不应喂食蜂蜜。蜂蜜容易受肉毒杆菌的污染，肉毒杆菌芽胞的环境适应能力很强，在100℃的高温下仍可存活。成年人的抵抗力较强，食用被污染的蜂蜜后，一般不会导致疾病。婴幼儿由于体内免疫系统尚未发育成熟、抗病力差，喂食含有肉毒杆菌芽胞的蜂蜜后，肉毒杆菌芽胞即可在婴儿体内发育成肉毒杆菌，引起肉毒杆菌中毒。

7. 服用阿司匹林、非那西丁（退热净）时不应食用。服用退热净或阿司匹林时，不应食用含糖多的食品。因这些药物容易和含糖多的食品形成复合体，降低药物的吸收速度。蜂蜜含糖量极高，故服用阿司匹林、退热净时不宜食用。

8. 不宜与葱蒜同时食用。葱蒜与蜂蜜是相畏之品。

9. 服苦味健胃药与驱风健胃药时不宜食用。服用苦味健胃药与驱风健胃药时，忌食含糖量高的食物，本品为含糖量高的食品，同时食用将会降低苦味健胃药与驱风健胃药的疗效。

10. 糖尿病患者禁忌食用。糖尿病为胰岛功能低下、糖的利用转化不足所导致的血尿糖升高的疾病，忌食含糖分多的食物，本品含糖量极高，故糖尿病患者不宜食用。

11. 慢性肠炎患者不宜食用。慢性肠炎为脾胃功能不良，肠虚滑泄的疾病。《本草经疏》说上蜂蜜"寒滑，能作泄，大肠气虚，完谷不化者不宜用"。

12. 服用糖皮质激素时不宜食用。糖皮质激素有使体内血糖升高的作用，服用糖皮质激素药时忌食含糖量高的食品，本品含糖量极高，故服用糖皮质激素时不宜食用蜂蜜。

附：蜂王浆

蜂王浆又名蜂乳、乳浆，主要含糖分、蛋白质、矿物质、维生素等营养成分。

蜂王浆性味甘、酸、平，具有益肝健脾、滋补强身的作用，适用于病后虚弱、小儿营养不良、高血压、消化系统溃疡等病患者食用。

禁忌：

1. 中老年人睡前不宜服用。中老年以上的人血液处于高凝状态，蜂王浆所含的大量果糖、葡萄糖可使血液黏稠度增高。睡前服用蜂王浆，会使心率减慢并加剧原有的血液黏稠度，出现局部血流动力异常，造成微循环障碍，容易促进形成脑血栓。

2. 不宜与抗胆碱药同时服用。蜂王浆中含有两种类似乙酰胆碱样的物质，实验研究表明，这两种物质所产生的作用可为抗胆碱药物阿托品所对抗，与抗胆碱药同时服用则会明显降低抗胆碱类药物的疗效。

3. 血压过低者不宜食用。蜂王浆虽然滋补作用较好，但也有降血压的作用。

4 服用退热净时不宜食用。退热净与含糖量高的食品同时食用，可与食物的糖结合形成复合体，减低药物初期的吸收速度，降低药物的疗效。

5. 服用肾上腺皮质激素时禁忌食用。肾上腺皮质激素有促进糖异生，抑制糖分解，升高血糖的作用，服用肾上腺皮质激素食用含糖量高的食品，容易诱发糖尿病，而本品为含糖量极高的食品。

6. 服健胃助消化药物时不宜食用。蜂蜜味甘可壅遏气机，影响脾胃的消化吸收功能，降低药物的疗效。

7. 小儿不宜多服。蜂王浆含有较高的营养成分，也含有类激素样的成分，小儿多食容易导致发育失常，形成早熟。

啤　酒

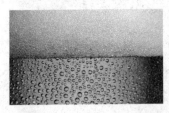

啤酒是用大麦加辅助原料（大米、玉米、葡萄糖、蔗糖、木薯及淀粉等当中的一种）酿化后，用啤酒花、酵母发酵制成的一种营养丰富的饮料。啤酒含醇量低，一般为3%~6%。啤酒有人称之为"液体面包"，实有些夸张，但确实有类似的营养作用。啤酒中主要含有糖类、蛋白质、二氧化碳、维生素 B_1、维生素 B_2、维生素 H 以及叶酸、本多生酸、烟酸、苦味质、钙、磷等成分。

临床研究表明，饮适量的啤酒能增进食欲，帮助消化和促进心脏功能，消除肌肉疲劳使动脉硬化的概率减低，有预防心脏病发作的作用。高血压、心脏病、肠胃病与神经衰弱症的患者，不宜饮酒，但喝啤酒不但无害，反而有治疗作用。由于啤酒所含的酵素、维生素、酒花和苦味质等所起的作用，它成为肺病、贫血、神经衰弱、失眠、脚气病、消化不良等症有益的辅助治疗剂。

因啤酒中因为含有大量的微量元素硅，骨质的密度和硅的摄取量有密切关系，经常饮用啤酒有助于保持人体骨骼强健，男性以及年轻女性适度饮用啤酒，可以减少年老时骨质疏松症的发病率。

另据研究报道，啤酒中含有可杀死葡萄球菌、结核杆菌的结构脂，所以有防腐消毒作用。

啤酒中含有少量的酒精与钾离子，故还有利尿作用，可作水肿患者的辅助饮品。

啤酒特别是黑啤酒可使白内障的发病率明显降低。

中医学认为啤酒性味辛、甘、苦、微温，具有消食益胃、补脾利尿、杀菌的作用，适用于肉食停积、乳汁减少、暑热烦渴等病患者饮用。

一、食疗

去头屑：啤酒 1 瓶，加温至 45℃，将头浸泡 20 分钟，然后用清水洗头，每天两次，连洗 4 ~ 5 天。

二、禁忌

1. 慢性萎缩性胃炎病的人不宜饮用。喝啤酒虽然可促进胃液分泌，帮助消化，但也有减少胃黏膜合成前列腺素 E 的作用，造成胃黏膜损害而引起患者上腹胀满、烧灼感加重、食饮减退。喝啤酒对一般的消化不良有效，对萎缩性胃炎则有加重病情的作用，故不宜饮用。

2. 胖人不宜多饮常饮。啤酒营养丰富，产热量较高，长期饮用或多饮，会使体内脂肪堆积，身体发胖，出现"啤酒肚"，胖人多饮必使身体更为发胖。

3. 泌尿系统结石患者不宜饮用。酿造啤酒的麦芽汁中含有钙、草酸和乌核苷酸成分，这些物质可以促使尿路结石的发生，泌尿系结石患者饮用，则会加重病情。

4. 肝病患者不宜多饮。肝脏在物质代谢过程中起着很重要的作用，啤酒中的酒精经胃肠吸收后，需经过肝脏的代谢分解而排出。急慢性肝炎患者，肝功能不健全，解毒功能减弱，容易发生酒精蓄积中毒。

5. 不应兑汽水饮用。汽水中含有一定量的二氧化碳，人们口渴时饮用，可促进胃肠黏膜对液体的吸收，起到生津止渴的作用。啤酒中含有少量的二氧化碳，兑入汽水后，过量的二氧化碳，会促进胃肠黏膜对酒精的吸收，容易醉酒。

6. 不宜与白酒同时饮用。啤酒虽然是低酒精的饮料，但含有一定量的二氧化碳，啤酒与白酒同时饮用，将会加速酒精在全身的渗透吸收，对肝、肾等器官产生强烈的刺激和危害，影响消化酶的产生，并导致胃肠道及心脏器官的病变。

7. 不应用保温瓶装啤酒。保温瓶常有水垢积存，水垢中含有镉、铅、铁、砷、汞等元素，还含有其他致癌物质，啤酒容易将水垢中的物质溶出。人饮用保温瓶装的啤酒，将会有损于健康。

8. 心功能不良者不宜过饮。多次常饮啤酒，可引起心脏扩大，常称为"牛心"或"啤酒心"，出现心跳加快、心律不齐、面部血管扩张并呈现水肿，甚者可导致颅内出血、下肢瘫痪和语言障碍。

9. 服用甲基苄肼、苯乙肼时不宜饮用。服用甲基苄肼、苯乙肼时忌食含酪胺的食物，啤酒含酪胺较高，饮用可导致急性高血压、脑溢血等危重疾病。

10. 饭前不应饮用冰镇啤酒。饭前饮用冰镇啤酒，会使人胃肠道内的温度骤然下降，血管迅速收缩，生理功能失调，影响正常的进餐和食物的消化吸收，还会使胃酸、胃蛋白酶、小肠淀粉酶、脂肪酶的分泌减少，导致消化功能紊乱，久之容易诱发慢性消化系统疾病。

11. 不宜饮用久存的啤酒。一般的啤酒保质期约 3 个月，超过保存期限的啤酒酸性物质增多，极易与蛋白质结合，或氧化聚合而浑浊变性，使营养价值减低。还容易引起腹泻和中毒。故久存的啤酒不宜饮用。

12. 剧烈运动后禁忌饮啤酒。运动后饮啤酒，会造成尿酸急剧增加，尿酸是人体内高分子有机化合物被酶分解的产物，剧烈运动后血液循环加快，口渴感较重，饮用量较大，将导致急剧增多的尿酸聚集于关节处，使关节受到刺激，引起炎症，诱发痛风。故剧烈运动后禁忌饮啤酒。

13. 老年人不宜常饮、多饮啤酒。啤酒在酿造及运输的过程中，金属容器中的铝极易混入啤酒中，常饮啤酒的中老年人血液中铝的含量明显增加，老年人代谢功能较差，排毒能力较差，铝易于在体内蓄积，引起慢性蓄积性铝中毒，影响大脑的功能，出现痴呆和精神异常。

英国皇家南安普顿大学弗里医院通过在 24 个城镇对 7000 名40～60 岁男子进行检查发现这些人因常饮用啤酒，而使血液中铝的含量增加。丹麦学者的调查也得出了类似的结果，他们用先进检测手段，发现在老年性痴呆（阿尔茨海默病）患者的脑组织中，有较多铝元素的蓄积，其量超过正常人的 2～4 倍。脑中铝的积存量愈高，大脑神经细胞功能越差。而每日饮 1.2 升以上啤酒的男子，比完全不饮啤酒或偶尔饮啤酒者平均血铝浓度高 30%。老年人新陈代谢功能差，容易造成铝元素在脑中的蓄积。故老年不宜过多饮用或长时期饮用啤酒。即便是低度的啤酒，老年人也要少饮，甚至不饮啤酒才好。

第四章　调味品

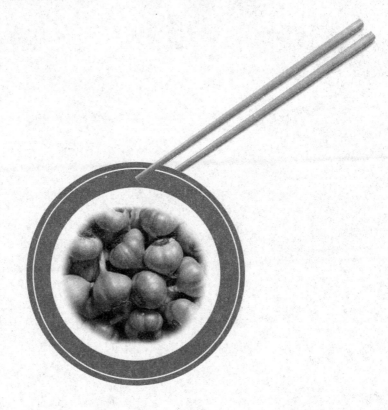

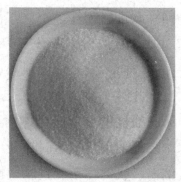

食　盐
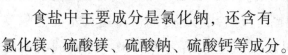

食盐又名盐，是人们生活中最主要的调味品，吃饭时菜里如果不放点盐，即使山珍海味也如同嚼蜡。食盐的基本作用是调味。海水是盐的"故乡"，海水中含有各种盐类，其中 90% 是氯化钠，即食盐的主要成分。

食盐中主要成分是氯化钠，还含有氯化镁、硫酸镁、硫酸钠、硫酸钙等成分。

食盐能避免肉类及其他物品腐烂，也因此成为不朽与永存的代名词，故古人认为撒盐能对抗魔鬼，让人免受伤害。俄罗斯人送给新生儿的四件礼物中就有食盐，用以帮助婴儿辟邪。中国的维吾尔族人甚至把食盐视为生物，他们相信食盐具有超自然的力量，可以影响人的命运。

一、主要作用

（一）盐是维持人体必不可少的物质

盐是人们生活的必需品，又对保障健康起着极其重要的作用。

人食用盐是为了吸取其中的钠，钠在人体内可产生晶体渗透压，它调节人体内水分的均衡分布，能影响细胞内外水分的流通，维持体内水分的正常分布。钠参与胃酸的形成，促使消化液的分泌，能增进食欲；同时，还保证胃蛋白酶作用所必需的酸碱度，维持机体内酸碱度的平衡和体液的正常循环。人体的神经信息传递和肌肉收缩都需要钠这种矿物质。若得不到适量的补充，就会发生功能性问题。古时候，荷兰、瑞典等国对于触犯刑律的人，就规定在一个时期内不准吃盐，以作为惩罚。

人体内的盐分正常情况下通过肾脏、皮肤及消化道，如排尿、排便、出汗来排出体外。体内缺盐，胃酸便随之减少，因为盐是制造胃酸的重要原料。夏季炎热，在烈日下劳动，出汗太多，盐分可随汗液排出体外，不及时补充常可引起中暑。因此，在饮料中常应加适量的食盐，以补充失去的氯化钠。如急性胃肠炎的呕吐、腹泻，体内水分和盐分损失过多时，酸碱失去平衡，患者可呈衰竭状态，此时一般需输入氯化钠溶液（一般称为"生理盐水"）。人如果吃盐过少也会造成体内含钠量过低，发生食欲不振、四肢无力、晕眩等现象；严重时还会出现厌食、恶心、呕吐、心动过速、脉搏细弱、肌肉痉挛、视物模糊、反射减弱等症状。用盐调水能清除皮肤表面的角质和污垢，可使皮肤呈现出一种鲜嫩、透明的靓丽之感，可以促进全身皮肤的新陈代谢，防治某些皮肤病，起到较好的自我保健作用。盐有杀菌作用，外科常用以消毒洗疮面，对不易保存的食物，人们常用盐腌制。

（二）过多食盐对身体危害很大

盐是人们的必需食品，但多吃盐对人体有害无益。科学家研究结果表明：盐对水有某种吸附力，人体内盐分多了，要求水分也相应增加，从而使过多的水分滞留，引起高血压。有人调查：日本东京北部地区居民平均每天吃盐 25 克，高血压患者占全体居民的 30%～40%；还有些每天吃盐只 5～15 克的地区，患高血压的只有 8%～10%；生活在北极圈的爱斯基摩人，每天吃盐量低于 5 克，几乎没有患高血压的。

据法国国家卫生医学研究所的一项研究，法国每年至少有 7.5 万人因食盐过量而患心血管疾病，其中 2.5 万人因病情严重而死亡，这一数字是法国交通事故死亡人数的 4 倍。

国内外研究表明，过多地进食高盐餐饮，可导致唾液分泌减少，使口腔黏膜水肿、充血、病毒增多，容易引起上呼吸道感染，导致感冒。

多食盐易患胃病：胃黏膜会分泌一层黏液来保护自己，但这种黏液怕盐，如果吃得太咸，日积月累，胃黏膜的保护层就损害严重。酸甜苦辣长驱直入，对胃更易造成损害，长久会引起胃溃疡、胃炎，甚至胃癌。

盐多皱纹多。《内经·素问》说："血病无多食咸，多食脉凝泣而变色"。《蜀本草》说："多食令人失色肤黑，损筋力"。法国有句俗语，叫做"美女生在山上，不生在海边"。中国人常说"高山出俊鸟"。法国美容师解释，因为住在海边的女性平时摄入的盐量较多，所以皮肤很容易长出皱纹，自然影响美观；而山区的女性吃盐较少，皮肤往往光滑细腻。

法国专家分析多食盐长皱纹的原因，认为食盐以钠离子和氯离子的形式存在于人体血液及体液中，在维持人体渗透压、酸碱平衡和水分平衡方面起着非常重要的作用。如果吃盐过多，体内钠离子增加，因水的重力作用，就会导致面部细胞失水，从而造成皮肤老化，时间长了就会使皱纹增多。

要想容貌好，坚持多喝水，食用天然食物，尤其是动物内脏及贝壳等海产品类本身即含丰富盐分，某些加工食品如罐装食物、方便面以及香肠、火腿等腌制品也含较多盐分。此外，各种调味品如味精、酱油、乌醋及各种名称的浓缩调味品里都含盐分，以菜为主食的宴席中盐分也含得多。蔬菜、谷类和水果的含钠量则普遍较低。

据美国科学院食品与营养委员会的资料：成人钠的安全和适宜摄入量为 1100～3300 毫克，钠和氯广泛存在于鱼、肉、蛋、奶、蔬菜等食物中。仅从日常食用的天然食品中摄取氯和钠已完全满足身体的需要。

按世界卫生组织（WHO）的规定，我国大部分地区的摄盐量已超过正常生理需要的 10～25 倍，正常人每日摄入 35～40 克食盐就要引起急性中毒，出现水肿。为了保持身体健康，应该食盐少些再少些。

（三）如何降低盐的摄入量

1. 炒菜时可改用富钾、加硒的低钠盐　低钠盐是将盐分内的钠离子减半而以钾离子来代替。重口味的人因为长期对味蕾的刺激关系。因为钾具有维持体内水分平衡，维持体内渗透压和酸碱平衡的作用。盐中增加了钾，有降血压、保护血管壁的功能，可起到预防脑卒中和心脏病的危险，大大减低了钠的副作用。硒能对金属镉、汞和砷的毒性有明显抵抗功效，可防止血压升高和血栓形成，对心脏有一定的保健作用。近期研究表明，硒还有抗癌作用。以前加碘盐比较流行，近期对盐中是否加碘的论点争议较多，大部分学者认为，一般人不会缺碘，无需加碘。

2. 多吃蔬菜水果　大部分的水果蔬菜都是高钾低钠或利于排钠的食品，蔬菜中的大白菜、冬瓜、萝卜等，水果如香蕉、葡萄、橘子、苹果、大枣子等。应多食用这些食物，以达到控制血压的保健效果。

3. 少食含盐分多的食品　购买某些调料如酱、蚝油、味精、酱油等生活必须的调料，必须注意罐外标示注意钠的含量。少吃高盐分的腌制食品和方便食品。腌制食品如酱菜、腌肉、咸鱼、腊肉和肉类罐头食物等含盐量极高。方便食品如一包普通方便面里面含6克以上的盐，超过了一天应摄取量。

4. 少在餐馆用餐　要想少食用盐，必须增强自己的自制能力，自觉抵制美味的诱惑。餐馆为了提高饭菜的口味，常使用较多的食盐、味精等调味品。为了少食盐，应尽量避免在餐馆用餐。口味是从小养成，不容易改变。"北咸南甜"已成习俗，要改变很难，必须时时提醒自己，每日坚持尽可能少食盐，逐渐减少，经过一段时间，口味的不良习惯则会慢慢得到改变。长期坚持下去，必有利健康。

（四）其他作用

急性胃肠炎呕吐、腹泻，体内水分和盐分损失过多时，酸碱失去平衡，患者可呈衰竭状态，此时一般需输入氯化钠溶液（生理盐水）治疗。对输液疗法近期也存在较大争议，少用者认为：输液是一种微创小手术，应尽量减少使用，生理盐水也可口服，这种观点值得参考。

盐有杀病原微生物作用，外科常用于消毒洗疮面。盐可保护食物免被病原微生物侵入，对不易保存的食物，人们常用盐腌制，如泡菜、咸菜中，盐是主要原料。

中医认为食盐性味咸、寒，具有清热解毒、凉血涌吐的作用，在医疗方面用途广泛。《本草纲目》说："百病无不用之"。适用于食盐常用于治疗胃酸缺乏引起的消化不良、食停上脘、食物中毒、目翳、虫咬伤、皮肤风毒、疮肿、创伤、疮疡溃破、大便秘结和习惯性便秘、咽喉肿痛、口腔发炎、小便不利等病患者食用或外用。

二、食疗

1. 习惯性便秘　每天早晨空腹喝淡盐水 1 茶杯。

2. 胃痛　食盐 250 克，炒热，用布包好敷痛处，每次 10 分钟，一日 3 次。

3. 汗斑　精盐，每日用少许搽患处（初搽稍痛，数次后即可减轻或痊愈）。

4. 湿疹　食盐 6 克，明矾 15 克，开水冲化洗患处。

5. 荨麻疹　淡盐水洗患处。

6. 肌肉、关节风湿痛　食盐 500 克，小茴香 120 克。共炒热，用布包敷患处，凉了再炒，一日 2 次。

7. 蜂蜇　用盐水涂患处，一日数次。

8. 疮癣痛痒　嚼盐频擦患处。

9. 牛皮癣、皮癣　花椒 30 克，食盐、硫黄、火硝各 120 克。上药研成细末，过筛后调入猪油适量成膏，涂搽患处，每日 2 次。

10. 洗创、疮口　碰伤后被泥土污染或溃烂有脓水的疮口，可用盐水冲洗，有杀菌防腐、促进伤口愈合的作用。

11. 急性局限性皮肤瘙痒症

（1）盐水适量洗患处。

（2）食盐、洗米水各适量，调匀，煮沸后稍冷，用毛巾蘸水洗患处，立即止痒，每日1次。

12. 皮肤疮　夏、秋天儿童易生皮肤疮，洗澡时用淡盐水洗可以预防生疮。

13. 疮疡疔疖　葱100克，猪蹄4个，盐适量，下锅共煮，至肉熟烂，食肉饮汤，每日2次。

14. 痔瘘　盐、白矾各120克，研末，装猪膀胱内阴干，共研末，每服15克，空腹用温开水送服。

15. 疣　香蕉皮、食盐各适量，将香蕉皮焙干煅存性，和食盐适量共研为末，擦疣体，疣体自落。

16. 脚干裂　食盐1000克，加水6000毫升，烧开水放温，把脚放入盐水中连烫带洗，每次15分钟至半小时，连洗7天可收良效。

17. 脚气

（1）茄子根和盐适量，煮水洗脚。

（2）盐适量，蒸热分裹，以脚踏之，令足心热，夜夜用之。

18. 烧烫伤　食盐、食醋、鸡蛋清放碗内搅匀，搽患处。

19. 明目坚齿　海盐适量，以沸汤泡散，清汁置银器内。熬取雪白盐花，新瓦器盛，每早揩牙漱口，点水洗目。

20. 齿龈宣露　每日含盐，热水漱百遍，五日后齿牢。

21. 齿痛出血　每夜盐末厚封龈上，有汁沥尽乃卧。其汁出时，叩齿不停。忌猪肉、鱼、油菜等。

22. 拔牙后流血不止　以浓盐水用药棉浸透，紧塞伤口，1小时后取出。

23. 牙痛　食盐擦患处。

24. 黄牙　苏打、食盐各等份，混匀，用牙刷蘸上刷牙，每周2次，牙变白后停用。

25. 红眼病　每日用淡盐水洗眼数次，或用纱布浸盐水敷患眼。

26. 咽喉肿痛

（1）将盐炒熟，研细，吹入喉中，吐出涎水，可消炎止痛。

（2）经常咽喉疼痛，可取食盐少许，放开水中，每天早晨服1茶杯，连服2～3周。

（3）咽喉肿痛时，每天用盐水含漱，一日数次。

27. 保护咽喉　在歌唱、讲演之前，喝些淡盐水或用淡盐水含漱，可保护咽喉，不使声音嘶哑。

28. 失音　猪皮100克，鸡蛋1个，加水炖烂，每日3次服，连服20天。

29. 舌肿大　食盐在患处擦之即愈。

30. 腭垂（即小舌）发炎下垂　精制食盐，吹到患处，每天3次，可使炎症消失。

31. 鹅口疮　食盐适量，用凉开水1汤匙将盐溶化，滴入芝麻油10滴，搅匀，在吃奶、喂水、睡眠前，滴入患儿口内数滴，每日7～10次。

32. 防止脱发　每次洗头用淡盐水洗，长期应用，可防止和减少脱发。

33. 头皮发痒　食盐、硼砂各少量，每次放入水中洗头，可止痒减少头皮屑。

34. 预防中暑

（1）饮水中加少许食盐，以补充因出汗失去的钠，可防止或减少中暑的发生。

（2）食盐、生姜同炒，加水1碗煎服。

35. 疝气痛　盐250克左右，炒烫趁热敷脐部。

36. 膀胱麻痹、小便不通　食盐250克，葱白10根（切段），同炒，趁热敷小腹部（脐下），可帮助膀胱恢复排尿功能。

37. 睾丸鞘膜积液　食盐6克、小茴香30克、车前子30克，共研为末。每服 6 克，小儿减半，黄酒或开水送服，每日 2 次。

38. 阳痿、早泄

（1）咖啡、食盐各适量，两味放在茶杯内，用开水冲服，在晚上临睡前 3 小时服下。

（2）麻雀 4 只，花生油、盐末各适量，将麻雀去毛及内脏杂物，洗净晾干，将油放锅内烧至六成热，下麻雀炸成金黄色取出，把油倒出，用原锅炒盐末少许即成。麻雀吃时蘸盐，每日 2 次，每次 2 只。

39. 催吐　食物中毒或胸中胀满欲吐不能者，可用食盐 1 汤匙，炒后煎汤服下可催吐，以减轻中毒和病症。

40. 砒霜中毒　食盐 30 克，鸡蛋清 4 克，食盐加水，患者服后，可吐出胃内毒物，然后服鸡蛋清，患者可从大便排出肠内毒物，砒霜即解（有条件尽量洗胃排毒加注解毒药物）。

41. 女子外阴阴户肿痛　食盐 120 克，炒热布包，趁热熨烫患处。

42. 催吐　食物中毒时或胸中胀决欲吐不能者，可用食盐 1 汤匙，炒后煎汤服下可催吐，以减轻中毒和病状。

43. 虚脱症　炒盐熨脐下气海穴，取暖。

三、禁忌

1. 急性肾炎、肝硬化腹水、水肿患者禁忌高盐饮食。高盐饮食可以加重急性胃炎的病情，可使体内的钠水潴留增加，造成重度水肿，甚至危及生命；高盐饮食还可加重心脏的负担，增加肝腹水量，加重水肿病情。故急性肾炎、肝硬化腹水、水肿患者不宜食用高盐的饮食。宋代《本草衍义》一书载："水肿者，宜全禁之。"

2. 高血压患者禁忌食盐过多。调查表明，吃盐的量与高血压疾病有着密切的关系，例如美洲的爱斯基摩人，每天仅吃 4 克左右的盐，没有发现他们之中有高血压；而日本北部居民一天吃盐高达 26

克，其高血压的发病率为 40%。高血压的发病率随食盐量的增加而增加。高血压又是心、脑、肾疾病的主要诱因。一个成人每天有 6 克左右的盐，就可满足身体需要。多吃盐必然多喝水以达到水盐的体内平衡，大量饮水必然加重心脏和肾脏的负担，又可诱发或加重高血压。实验室用大鼠进行高血压遗传易感性研究，也证实了食盐的这种作用。因而研究者认为，有高血压家族史的人，每天吃盐量应限制 3 克左右，最多不要超过 5 克。正常人每天需要钠为 0.5 克，食入 3 克盐即够。故食盐量不宜过多，高血压患者更应限制盐的摄入。

3. 服保泰松时不宜食用。保泰松药物能减少钠离子从肾脏排出，食盐过量将使钠离子蓄积，血钠过高，导致水肿。故服保泰松时不宜食用。

4. 服用碳酸锂时食用不宜过多或过少。服用碳酸锂时应严格掌握食盐摄入量。因低盐可导致锂盐中毒，出现口干、腹痛、恶心、呕吐、眩晕等共济失调、精神错乱症状；高盐饮食则失去治疗精神病的作用。

5. 烧肉时不宜放盐过早。盐中的氯化钠易使食物中的蛋白质凝固，新鲜的肉和鱼都含有极其丰富的蛋白质，烹调时若放盐过早，蛋白随之就会发生凝固。特别是烧肉或炖肉，早放盐往往会使肉块缩小、肉质变硬，不容易烧酥，也影响口味。因此，烧肉或鱼时应在即将煮熟时放盐，不宜早放。

6. 炒蔬菜时不宜放盐过晚。食油、蔬菜等食品都易被黄曲霉素污染，除去黄曲霉素的最好办法是炒菜时先放盐。若炒菜时待食油烧开后，放入食盐半分钟至一分钟，再放佐料和菜，经过高温，不仅可以将各类霉菌全部杀死，而且可消除其中 95% 左右的黄曲霉素，加碘的盐去除霉菌和黄曲霉素的效果更好。炒菜时先放盐还有防止热油飞溅，保持蔬菜脆嫩鲜艳的鲜色的作用。故炒菜时不宜后放盐。

7. 心、肺等病不宜多食。《内经·素问》说："血病无多食咸，多食脉凝泣而变色"。《别录》说："多食伤肺喜咳"。《蜀本草》说："多食令人失色肤黑，损筋力"。

8. 不应食用粗盐。粗盐是未经任何加工处理的矿盐，其含碘量大大低于国家规定的标准，所含杂质多，颗粒粗，色质差，有些井盐中氯化钡含量较高，长期食用可引起人体四肢麻木，含镁和钙高的粗盐则带有苦味，食用后常会引起肠胃不适，腹痛、腹泻等。缺碘地区长期食用，还会导致甲状腺疾病流行。

酱

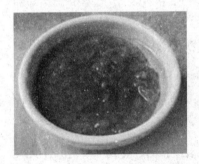

酱分面酱、豆酱两大类，面酱是由大麦面、小麦面制成，如甜面酱；豆酱是由黄豆、黑豆等豆类经过发酵制成，如豆瓣酱、西瓜酱、番茄酱（豆酱加西瓜、番茄）等。主要含蛋白质、脂肪、无机盐等成分。

酱有增加食物香味，帮助消化的作用，豆酱中含有的尿激酶有保护血管，溶解血栓作用。

酱性味咸、寒，具有清热解毒、除烦的功效，适用于便秘、妊娠尿血、虫咬、蜂毒外伤、烫火伤、痒疹等病患者食用或外用。

一、食疗

1. 烧烫伤　酱适量外敷患处，有止痛解毒作用。

2. 毒虫、蜂螫伤　酱少许外敷患处。

二、禁忌

1. 服用抗凝血药时不应食用。服用抗凝血药时不应食用酱豆，因为酱豆菌能在肠中合成维生素 K，从而抵消了抗凝血的作用，故不应食用。

2. 不宜食用贮存不良之品。酱在贮存时器皿不洁或放置处阴暗潮湿或温度过高，容易变质，导致香气消失，酸度增加，营养成分下降，还可感染病原微生物和病毒。食用此种存放不良的酱、容易出现胃肠道疾病，故不宜食用。

3. 肾炎、心脏病、肝硬化腹水患者不宜多食。酱性味咸寒，含盐量甚高，多食可以加重机体的钠水潴留与水肿，并可增加心、肝、肾脏的负担而加重病情。

4. 中风先兆症者不宜多食酱制品。酱能生痰动气，多食久积，痰浊阻遏经络，容易导致中风。

5. 慢性支气管炎患者不宜多食。酱味咸容易积湿生痰，痰浊阻遏肺气，会加重慢性支气管炎的病变。

6. 服用地高辛药物时不宜食用。地高辛为强心药，能刺激细胞膜，把钙离子释放出来，引起心肌强烈收缩。本品含钙量较高，服用地高辛时食用会引起心脏期前收缩，心律不齐。

7. 痘痂新脱时不应食用。《随息居饮食谱》说：酱"痘痂新脱时食之则瘢黑"。

酱　油

酱油的成分及治疗作用基本等同于酱，是以豆饼、麸皮、黄豆等为原料，通过发酵，再经高温消毒制作成的一种含多种成分的调味品。

现代研究发现，以大豆为主要原料的发酵制品，既保留了豆类的大部分营养成分，还增加了酵素的作用。酱油的

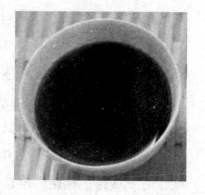

中除食盐的成分外，还有多种氨基酸、糖类、有机酸、色素及香料成分，尤其是酱油中含有一些人体不能合成的氨基酸，总量多达17种，还含有 B 族维生素和安全无毒的棕红色素。酱油可使食物的色泽更加好看，俗称"上色"，并能增加食物的香味，增进食欲。

酱油所含的多种维生素和微量元素成分有降低人体内的胆固醇，保护血管，降低心血管疾病的发病率作用，并能减少自由基对人体的损害。大豆及其制品因富含硒等矿物质，补充硒有利于预防癌症发生。曾有报道日本人胃癌发病率低是因为日本人爱吃酱油的缘故，美国学者的一项实验研究报告就证实一点，他们给实验动物大鼠喂食致癌物亚硝酸盐，同时又喂酱油，结果发现酱油吃得越多，老鼠患胃癌的概率越低。

有人调查研究分析，亚洲国家妇女的乳腺癌发病率明显低于欧美国家，与亚洲妇女食用酱油量较欧美国家妇女多出数十倍，吸收了较多的异黄酮类物质有关。因为恶性肿瘤的生长需要依靠新血管输送养分，异黄酮能防止新的血管生成，使癌肿的生长受阻。

一、食疗

1. 烧烫伤　紧急时用酱油适量外敷患处，可止痛解毒。

2. 疔疮初起　酱油加适量蜂蜜，混合加温后，将患指浸入，有止痛消炎作用。

3. 痒疹　酱油、醋等量混合，涂患处。

4. 心血亏虚、心悸、忧烦、产后惊悸抽风　酱油 200 毫升、葱、姜、豆豉、盐、黄酒适量，猪心 1000 克，腌制 1 小时放锅内，加水小火煨炖，熟烂后，收汁。待冷，切成薄片，放平盘内，可做冷菜食用，有补心安神功效。

5. 久病虚喘　酱油 200 毫升、猪肺 1 具，洗净，放入五味子 20 粒、诃子 6 克，煮熟后放盐味精少许调料后食用。

二、禁忌

1. 不应食用生酱油。由于生酱油在生产、贮存、运输、销售等过程中，常因卫生条件不良而受污染，甚至混入病原微生物。据实验，伤寒杆菌在酱油中能生存 29 天，痢疾杆菌能生存 2 天。如食用生酱油，则容易诱发疾病。

2. 不应食用长白膜的酱油。夏日酱油表面容易长出一层白膜，这是由于一种产膜性酵母菌污染了酱油后所导致的酱油发霉现象，食用发霉的酱油对健康不利，甚至可导致疾病。

3. 食用时不宜加热时间过长。酱油倒于锅内过早使酱油长时间的蒸煮，将会使酱油中所含的氨基酸受到破坏，糖分焦化变酸，营养成分大为降低。

醋

醋又名米醋、苦酒、淳酢，古称"酢""醯""苦酒"等，乃以米、麦、高粱或酒、酒糟等酿成的含有乙酸的液体，"酉"是"酒"字最早的甲骨文。同时把"醋"称之为"苦酒"，也同样说明"醋"是起源于"酒"。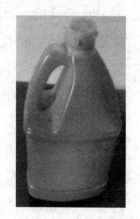

由于醋是通过发酵酿造获得，所以大部分人认为酒醋同源，凡是能够酿酒的地方，一般都具有酿醋的能力。一般而言，东方国家食用醋以谷物酿造为主，西方国家则用水果和葡萄酒酿醋。

醋在酿造过程中发酵时间长，醋化温度高达在 40℃ 以上，各种微生物在酿造过程中发生着复杂的生物化学变化，给醋带来了特殊风味。如果把它密封起来，经过几年，味道更好，老陈醋就是如此。

　　我国各地虽然均有醋的酿造，因为原料、工艺、饮食习惯的不同，各地醋的口味差异很大。如四川保宁醋有酸味柔和、醇香的特点，有"离开保宁醋，川菜无客顾"的说法。在中国北方，始创于明末清初的顺治年间，山西老陈醋全国闻名。山西人以爱好食用老陈醋，有"缴枪不缴醋"的笑谈。北方地区辽宁速酿醋、北京熏醋广受人们喜爱。中原地区最著名的是河南特醋，南方地区影响最大的有镇江香醋。

　　醋是烹饪学上的调味品，佐餐中的七味之一，在中外菜的烹饪中均有举足轻重的地位，常用于溜菜、凉拌菜等。西餐中常用于配制沙拉的调味酱或浸制酸菜，日本料理中常用于制作寿司用的饭。另外有人相信它还具有保健、药用等多种功用。

　　醋最大的特点是都带有一点香味，这是因为醋在制作中发酵时间较长，各种微生物在高温（40℃以上）下发生复杂的生物化学变化所产生。但是市场上出售的食醋，在加工、分装、出售过程中，由于时间较长，封闭保管不善，往往会使香味冲淡和散发，造成香味减弱。要使醋有香味，可在一杯醋中加一点烧酒，再掺少量食盐，均匀搅拌。如此操作后不仅保持了原有的醋味，而且还会变得很香，并且易于保存，日子久了不会生白膜。

　　食用中拌凉菜和菜场里放点醋，不仅可以消灭病菌，而且味鲜可口。炒菜时加点醋可使蔬菜中的维持了食物风味，同时还有防腐作用。因为醋的酸度比较大，许多微生物不能在醋中生存，但也有些霉菌利用醋中少量成分而顽强地繁殖，所以，盛醋的容器必须密闭塞紧。

　　醋是日常生活中的必需品，醋的用途很多，除通常用作调味品外，有时也在预防流感以及在某些场合使用。

　　市售食醋一般有白醋、红醋两种。醋中主要含有 1%～5% 醋酸，此外还含有乳酸、葡萄酸、琥珀酸、氨基酸、糖分、甘油、醛类化合物和盐类等，也含有少量的酒精成分。

食醋按生产方法不同可分为酿造醋和人工合成醋。酿造醋是以粮食、糖、乙醇为原料，通过微生物发酵酿造而成；人工合成醋是以食用醋酸，添加水、酸味剂、调味料、香辛料、食用色素勾兑而成。

人工合成醋用可食用的冰醋酸稀释而成，其醋味虽然很浓，但没有香味。这种醋只能调味，因不含食醋中的各种营养素，因此不容易发霉变质，如无特殊需要，人们日常生活中不会选用。

酿造醋按原料不同，醋可分为粮食醋、糖醋、酒醋、果醋。粮食醋根据加工方法的不同，可再分为熏醋、特醋、香醋、麸醋等。如按原料处理方法分类，粮食原料不经过蒸煮糊化处理，直接用生料制醋，称为生料醋，经过蒸煮糊化处理后酿制的醋，称为熟料醋。如按制醋用糖化曲分类，则可分为麦麸曲醋、老法曲醋。如按醋酸发酵方式分类，则可分为固态发酵醋、液态发酵醋和固稀两用发酵醋。如按食醋的颜色分类，则可分为浓色醋、淡色醋、白醋。若按食醋的风味分类，香醋的醋香味较浓，陈醋则具有特殊的焦香味，特醋兼有香醋和陈醋的特殊味道，甜醋则添加有中药材、植物性香料味道发甜。

明代李时珍《本草纲目》载醋有米醋、麦醋、曲醋、柿子醋、糠醋、糟醋、饧醋、桃醋、葡萄醋、大枣醋、糯米醋、粟米醋等数十种之多，但他认为只有陈酿 2~3 年的米醋方可入药，其他仅能食用，不可入药。

食用醋选用有以下几个标准：

1. 观察标签。按照国家所制定标准的要求，食醋产品标签上应标明总酸的含量。总酸含量是食醋产品的一种特征性指标，总酸含量越高说明食醋酸味越浓。一般来说食醋的总酸含量要 ≥3.5g/100ml。还要看清生产的厂家，不要被类同标签图案所误导。

2. 观察色泽、清浊度。酿造食醋具有琥珀色或红棕色，有光泽者为佳品。外观澄清、浓度适当，无悬浮物、沉淀的产品质量较好。放置较长时间的酿造醋可能会出现云状沉淀（但不影响食用）。而配制醋纯粹就是醋酸的水溶液，其外观清澈透明，但无光泽感，不像酿造醋那样容易发霉变质，久置也不会有浑浊、沉淀的现象发生。

3. 闻香气、品味道。好的食醋应有食醋特有酸、甜、鲜、香四味，没有不良气味。酸味柔和，回味绵长，有醇香和酯香味，不涩，无异味。而配制的醋没有明显的甜、鲜、香的风味，且酸味刺激性较大。

一、日常生活中的用处

醋虽然是一种重要的调料，它在日常生有许多用处。

（一）解腥祛膻作用

烹调鱼类时可加入少量的食醋，可减轻或消除鱼腥气味；在烧羊肉时加少量的醋，可解除羊肉的膻气。

（二）减辣添香作用

烹调菜肴时如感辣味太重可加入少量的醋，即会减少辣味；在烹调菜肴时加少量的醋，可使菜肴减少油腻、增加香味。

（三）引甜、起花作用

煮甜粥时加少量的醋可使粥更甜；在豆浆中加少量的醋，能使豆浆色泽光亮味美可口。

（四）催熟防黑作用

炖肉和煮海带、土豆时加少许醋可使之易熟易烂，炒肉时加入少许醋也能使肉更鲜更嫩且柔软快熟；炒茄子中加少许醋能使炒出的茄子颜色不会变黑。

（五）防腐使肉柔软作用

在浸泡的生鱼及肉中加少许醋可防止鱼和肉腐败变质，鱼剖开洗净后去除水气，浸于醋中，则鱼久不变味，醋亦不变浊；从冰箱取出未退冰的肉，蘸上一点醋，约经一小时后烹煮，则肉质柔嫩可口。

（六）软化鱼骨加工鱼中的作用

煮鱼时添加少许醋，能将小鱼的鱼骨煮得柔软可口；将生鱼放于醋中，很快就会将鱼皮与肉身剥离；新买的锅先用醋洗净，煎鱼则不会粘锅。

（七）煮鸡及炒煮鸡蛋中的作用

如果在热开水中加入醋煮鸡、鸭几分钟后取出，鸡鸭便很容易退毛。

煮鸡蛋前，先在水中加点醋，煮好后便容易剥去鸡蛋壳；炒鸡蛋时加点醋一起打，能使鸡蛋煎得薄而有弹性。

（八）淡化酱菜咸味的作用

酱菜太咸时加点醋，可变得味淡而美，烧制的菜如果太咸加入点醋，也能减少点咸味，增加味觉。

（九）除锈擦亮铜银器作用

在一些生锈的金属上把食醋涂抹在生锈的部位，并多涂擦几次，容易擦净铁锈；擦银器时沾点醋擦拭，可保长久光亮。

（十）去除陶瓷器皿、玻璃器皿污渍

去除陶瓷器皿污渍可用醋与盐的混合液清洗，或放于加数滴醋的水中，便会去污。食醋一大匙、氨水两小匙、清水半盆混合，用来擦拭玻璃器皿和家具，能使这些器皿擦得特别光亮。

（十一）去油漆污渍、去沥青及漆味

门、窗刷过油漆后，如果有油漆的污迹留在门上、地面上，可用醋烧热后擦除。手和脚的部位若沾染上沥青，可先用醋擦拭，再用肥皂、温水即可洗净。

新买的漆器用品散发出一股强烈的漆味，用少许醋滴入淘米水中洗涤，便可除去漆味。

（十二）现毛绒品光泽，除衣服水果污迹

取一大盆清水，再滴进几滴醋，将洗净的毛绒品衣物放入漂

洗，可使毛绒品增加光泽。衣服沾染了颜色或水果汁污迹，用几滴醋轻搓几下，就会容易洗掉。

（十三）衣服不褪色及烫平褶痕

衣服洗净以后，再用清水加少量醋搅洗一下，有色衣服便不会褪色。如果衣服下摆太短，放长后，褶痕不容易烫平，可用醋沿着褶痕一擦，便能烫平。

（十四）擦亮皮鞋及洗袜子

如要使皮鞋擦得特别光亮，可在鞋油中加入一两滴醋，即可起效；清洗袜子时加入少量的醋，不但能杀死病原微生物，并能除臭。

（十五）去葱蒜味

切洗葱或洋葱后剥蒜后，刺鼻的味道会留在手上，久久不去，蘸一点醋即可洗去。

（十六）水中加醋的作用

如果温热的洗澡水中，加少许的醋，洗浴后会感觉格外凉爽、舒适。

书写毛笔字时，用少量醋加水磨墨，写出来的字又黑又亮，不容易褪色。

蒸馒头和面粉时加入一定比例的醋，蒸出的馒头特别白。

二、主要作用

（一）对病原微生物的作用

醋的主要成分醋酸有很好的抑菌或杀菌作用，因为病菌在酸性环境里不易生存。常见的致病微生物如甲型链球菌、卡他球菌、肺炎球菌、金黄色葡萄球菌、流感杆菌，如果用醋在室内熏后30分钟，除甲型链球菌有个别菌落外，其余全被杀灭。

醋还对芽孢杆菌属菌、微球菌属菌、荧光假单胞菌、金黄色葡萄球菌、鼠伤寒沙门菌和病原性大肠菌等，食醋都能完全抑制其繁殖。醋酸浓度在 122 毫克/升时，只要半分钟就能完全杀灭葡萄球菌、宋内志贺菌、副溶氧性弧菌；对于大肠杆菌，也仅需要半分钟就能全部杀死。很多传染病菌都是通过口腔进入人体的，而食醋像是一名把好这"第一道关"的忠诚卫士。

食醋还有杀灭白喉杆菌和流行性脑脊髓膜炎、麻疹、腮腺炎病毒的效用。醋对于铜绿假单胞菌（绿脓杆菌）也能有很强的杀灭能力，可杀死致癣的真菌的作用常用来治体癣、足癣。25% 或 10% 的食醋溶液做保留灌肠可治疗蛲虫病。

（二）抗感冒病毒作用

研究表明，引起感冒的病毒和其他病毒一样没有细胞膜，酸碱度的改变对病毒的影响很大。感冒病毒的生长，主要靠核糖核酸酶等细胞内系统的催化作用，而核糖核酸酶又受到酸碱度、温度、微量金属离子的控制，直接影响其生存环境和繁殖率。酸碱度、冷热达到一定程度均具有直接杀灭病毒的作用，但冷热条件不容易控制，酸碱度则有条件时可以适度进行调节。

感冒病毒通过上呼吸道吸入传播，空气中允满醋酸分子从呼吸道截断病毒侵入源头，吸入一定浓度又能杀死侵入体内的感冒病毒。调查研究发现，醋酸和食醋加工厂的工人一般不会患感冒，这与他们长期接触醋酸和食醋有关，如果在生活、办公的空间中加入醋酸，提高空气中的醋酸浓度，感冒病毒便难以生存，也会像醋酸厂工人一样不会发生感冒。因此，在日常生活中，如遇感冒等流行病，可以用食醋熏蒸人们的住室和办公场所进行空气消毒，可以有效地预防流感、流脑等上呼吸道传染病。使用方法是按每立方米 5～10 毫升取醋，用 1～2 倍的水稀释，以文火加热熏蒸，使弱醋酸慢慢布散于空气中。

（三）食醋对消化系统的作用

醋对消化系统的作用主要是促进胃液的分泌。日常生活中，人们只要想起盐渍梅或酸的食物，口里就会产生唾液，并引起胃的蠕动，产生食欲，由此可知食醋在消化系统的作用。醋从进入口腔就开始发挥作用，醋中所含的挥发物质及氨基酸等能刺激人的大脑神经中枢，刺激口腔中唾液中含有能消化淀粉的淀粉酶成分，使胃分泌大量的胃酸等消化液，从而使消化功能增强。伴随着唾液和胃液的分泌量增加，不仅能使食欲增进，也能促进食物的消化。人们在烹调时加入一些醋，在做凉拌菜时也加些醋，对促进食欲、帮助消化十分有益。

醋不仅能帮助消化，还可以杀灭多种病原微生物，故能有效地防治日常生活中误食了经病菌污染的食物而引起的腹泻、痢疾。有人通过大量的临床观察研究发现，食醋是杀灭大肠杆菌最有效的食物之一，其作用甚至优于服用正常剂量的抗生素类药物，而食醋却没有一般抗生素所具有的多种副作用。

醋有帮助摄取钙质的作用。在烹调排骨汤时，可以加入少量的食醋，有助于骨头里的钙质释出，让食用者更容易吸收到骨中的钙质。

醋还有消化脂肪和糖的作用，醋中富含氨基酸和有机酸等物质，氨基酸可以促使体内过多的脂肪转变成身体的能量而消耗，还可以消化身体吸收的糖和蛋白质，让新陈代谢在体内顺利进行。

（四）对高血压的防治作用

食醋具有良好的降低高血压的作用。食醋含维生素 C 和烟酸，能扩张血管，促进胆固醇的排泄，并能增强血管的弹性和渗透力。食醋还能增强肾脏的排泄功能，有利尿作用，通过尿液使钠排出，间接引起降低血压作用。因此，高血压患者可少吃盐多食用醋，坚持每日食用醋，食用醋浸泡黄豆、花生米或食用醋泡鸡蛋，都能起到预防和治疗高血压的作用。

（五）降低胆固醇作用

胆固醇是组成人体细胞的基本营养物质之一，也是心脑血管疾病形成的主因。胆固醇大部分是由人体自身合成，也有一部分是通过饮食摄取。一个健康的成年人，体内胆固醇总量 50～80 克。在正常健康情况下，人体合成胆固醇量可以自行调节。有些中老年人，由于内分泌和血脂代谢失调，自动调节功能紊乱，增加的血胆固醇就会逐渐沉积在血管壁上，使血管管腔变狭窄，破坏血管壁的纤维，引起结缔组织增生，从而使血管肥厚硬化，发生在冠状动脉便称为冠心病。若发生在脑动脉就称为脑动脉硬化。此外，胆固醇增高，还是胆结石形成的主要原因。

醋中所含的维生素 C 及烟酸成分既能软化血管，促进血液在血管中的流通，还能减少胆固醇的吸收，稀释血液，有利于胆固醇的排泄。要避免胆固醇过多预防胆固醇过多引起的多种疾病，除了注意饮食外，长期食用醋是降低胆固醇的一种有效方法，中老人胆固醇代谢力减弱者更应注意多食用食醋。

（六）减肥作用

食醋可以降脂具有一定的减肥作用。因食醋中所含的氨基酸成分除了可以促进人体内过多的脂肪转变为体能消耗外，还可使摄入的糖与蛋白质等的代谢顺利进行，因而具有一定的减肥作用。

醋只是一种调味品，不是正常可食用的食品，有人推行一种醋豆减肥法。豆能补充人体需要的营养，醋可以降脂，减低胆固醇的排泄。食用喝醋吃豆减肥法曾经风行一时，日本、我国台湾省就流行过将黄豆泡在醋里腌渍成醋豆，声称每天早晚吃 10～20 颗，就能达到减肥效果。这种观点的理论根据是醋能提高身体的新陈代谢，防止脂肪堆积，豆子中的不饱和脂肪酸有减少胆固醇，醋豆还能预防动脉硬化和脑血栓的作用。

但也有专家提出了不种论点：如果真要说喝醋吃豆减肥，可能是大量喝醋喝饱了，吃不下其他东西，或是以吃醋豆取代了平常的高热量零食，相对之下，热量摄取减少。这种减重法无法持久，长期下来造成营养缺乏、不均衡，极大地耗损健康。有些醋制品如水果醋饮料里会加入大量的糖来提升口感，热量并不低，购买时可注意成分表中是否列有糖，或是营养标示的热量及碳水化合物含量。所以喝醋能否减肥，令人怀疑。

两种说法都有道理，分析而论，食用果醋或醋豆确能起到一定的减肥降脂作用，但可以作为减肥的辅助用法，而不能当成治疗药物。任何减肥药物都有不可代估的副作用，单用醋豆也一样产生很大的副作用。食醋减肥者要切记，醋能起一定减肥作用，减肥没有良药，切不可被摇唇鼓舌者的信口雌黄所迷惑。

减肥是为健康而减，若减弱健康。肥减体弱，面色萎黄不泽，皮肤失去油脂滋润，暗淡无光，则失去减肥的意义

（七）抗癌作用

食醋有一定的抗癌作用。实验研究表明，食醋具有较强的杀菌作用，能直接抵抗传染性病毒、细菌等病原微生物，从而使癌细胞生长的条件减弱，还可抵消黄曲霉素的致癌作用。食醋中含有一种特殊的酶，可以抑制镉和真菌的协同致癌、促癌作用；食醋用的麸皮等原料，具有的富铜低镉特征，如与几十种中草药制成特异性药曲的化学组成和生物学作用，使铜、锌、锰、钼、钴等微量元素高度富集，因而具有抑癌的效用，一般醋曲也含有丰富的抑制癌肿成分。

调查研究发现，研究期内醋厂上班的职工没有出现一例癌症患者，这与长期接触这些抑癌的物质产品有关。酸味食物抗癌作用明显，如新疆地区癌症发病率较低，除气候原因外，与食用西红柿等酸味食物也有一定关系。国外学者以米为原料，用蒸煮法发酵制成的两种醋中，分析提取抗肿瘤的活性物质，将这种抗肿瘤的活性物质注入腹腔内植种肿瘤的动物6只鼷鼠体内进行试验，结果有2只鼠的肿瘤消失，其他4只鼠与未注入抗肿瘤物质的鼠相比，寿命延长了4~5倍。这在一定程度上说明了醋的抑制癌肿作用。

（八）对糖尿病的防治作用

醋能治疗糖尿病是近年来国内、外学者的新发现，长期服用食

醋能使血糖降低，并有增强体质作用。

糖尿病即中医学的"消渴病""三消病"，是由于人体绝对或相对胰岛素分泌不足所引起糖、蛋白质、脂肪及水、电解质代谢紊乱所致。糖尿病的发病特征为血糖过高、尿糖阳性、葡萄糖耐量减弱及胰岛素释放异常。患者常表现为多饮、多食、多尿、疲乏、消瘦等症状。醋能增进消化系统的功能，促进蛋白质、脂肪、糖的代谢和利用，又能促进代谢废物的排泄，还可补充身体需要的多种营养成分，故可用于治疗糖尿病的辅助食品。

单验方有醋蒸鸡蛋治疗糖尿病的方法，有人用醋泡鸡蛋治疗糖尿病作了统计观察。结果发现，70% 食用醋鸡蛋 1 个月以上的患者获得血糖下降和尿糖减少或消失的效果。醋泡验方把被醋溶化的蛋壳醋酸钙和蛋白、蛋黄一起食用，既能摄取钙质，补充营养，又加上醋自身的效用，种种因素结合便发挥较好的治疗功效，这是醋泡鸡蛋能治疗糖尿病的主要原因。

（九）对肝脏的保护作用

近年研究发现，食醋具有保护肝脏的良好作用，并能促进多种消化液的分泌，增加肝脏病患者的食欲，对"中医醋入肝"理论进行了很好的诠释。

肝脏是人体脏腑中最大的消化腺，肝脏对糖类、脂类、蛋白质、维生素、激素等物质的代谢、吸收、利用起着重要的作用，并有分泌胆汁、解毒及吞噬细菌的作用。肝脏一旦发生病变，机体消化功能及营养物质的吸收、代谢必然会受到影响。

食醋中含有丰富的氨基酸、醋酸、乳酸、苹果酸、琥珀酸、维生素、微量元素等多种肝脏所需要的营养物质。食用醋后醋中营养物质容易被吸收并转化，营养物质转化合成的蛋白质对肝脏组织的损伤有修复作用。醋有提高肝脏解毒功能及促进新陈代谢的作用，还能杀灭肝炎病毒、黄曲霉菌等多种危害肝脏的病原微生物，从而起到较好的预防和治疗肝脏疾病的作用。

（十） 美容、延缓衰老

长期服用食醋不仅清除皮肤沉着的色素，还具有延缓衰老的作用。

随着年龄的增长，人体中过氧化脂质会不断增加，而致使机体组织细胞的功能无法正常发挥。当体内过氧化脂质产生过多时，会和体内的代谢废物结合，生成具有毒性的过氧物质。过氧化物质出现部位不同所出现的特征也不同，如果这种现象出现在内部脏腑，会使脏腑的功能减退，新陈代谢能力相应减弱。容易出现囊肿、结节等病变，血脂增高、血管硬化也是脏腑功能衰退的标志；过氧化物质出现皮肤上，会使皮肤里的代谢废物积聚在皮肤表面，形成老年斑，也会使皮肤的张力减弱或弹性降低，皮肤的皱纹增加并变得慢慢松弛；分泌油脂的皮脂腺和出汗的汗腺功能如果也出现衰退，皮肤就会失去滋润的营养成分，提前显示衰老。

食醋中的醋酸、乳酸、氨基酸、甘油和醛类等化合物，既对人的皮肤有柔和的刺激作用，补充脏腑皮肤等组织的营养，也能使血管扩张，增加血液循环，降低胆固醇水平，修复脏腑损伤，使皮肤光润。

食用醋有缓慢的延续衰老作用，外用则直接作用于皮肤，起到护肤作用。食疗验方中有用食醋浸泡鸡蛋，以蛋清涂抹皮肤或食用以治疗皮肤黑褐斑的使用方法，实用而且有效，且取材十分方便。实验和临床使用均证明长期食用醋具有美容和延缓衰老的良好作用。

（十一） 解酒毒作用

醋能解酒毒，是大多数人熟悉的常识。醋中含有多种营养成分，这些成分相互配合，使食醋成为一种天然的"醒酒剂"。食醋能对抗和缓解酒精的抑制作用，增加胃液分泌，扩张血管，利于血液循环，提高肝脏的代谢能力，增加肾脏功能，加快利尿，促进酒精从体内迅速排出。

饮酒过量时便会导致血液中酒精浓度增加，酒的浓度愈高，酒精含量越高，醉酒的程度也会越严重。一般而言，当 100 毫升血液中酒精含量达 50 ~ 100 毫克时，就会达到微醉状态，超过 100 毫克界限之后，随着酒精浓度的增加，醉的程度也随之加重。

研究表明，单独饮酒与随酒同时饮用少量食醋，血液中酒精浓度会有明显差异。也就是说，如果在饮酒的同时饮用部分食醋，便会降低血液中的酒精浓度，从而减轻或延缓酒醉状态的出现，至少不会出现大醉表现。

（十二）对酸碱度的影响

有些人每天喝醋以养生，是因为相信醋在口感上虽是酸性，但进入人体后却为碱性食物，所以能调整血液的酸碱值，让人不容易生病。这种说法有否道理，存在着一定分歧。

正常情况下，人体的血液呈弱碱性（约为 pH 7.4）。国外曾有少数学者研究发现，血液偏碱的人，身体比较健康，偏酸的人患疾病的风险比较高。普遍人认为吃肉会让体质变酸，吃蔬菜、水果、喝醋等可以调整体质，恢复到偏碱性状态。

靠吃某些食物就能改变血液的酸碱值？不少西方营养学家指出，目前根本找不出科学根据证明这种说法。他们认为，人体自有维持血液的酸碱值平衡机制，这牵涉复杂的代谢作用，不是只靠吃某些食物能改变的。

虽然两种说法明显不同，但如上几种作用所示，醋不管能否改变醋碱度，但多种良好的治疗及预防疾病功效不容怀疑，这些作用也一定程度支持能改变酸碱度的观点。

（十三）利尿通便及减少盐分的摄取作用

醋能增加肠胃的蠕动，还有利尿的功能，少量喝醋，可有效缓解便秘。肠燥便秘者，每天喝一杯加醋的凉开水，有缓解排便困难的作用，喝醋大约 20 天以后，便秘就会发生显著的改善。身体里的废物排泄出去，体重也会因此而减轻。

掺入过多的盐不但身体负担大，而且还会越吃越咸，其他食物也会随着多吃，水也越喝越多，体重也会增加。对于口味重爱吃咸的人，可在炒菜时加入点醋，多一点醋少一点盐，不但不会感到咸度不够，反而会感到菜更加可口，喝水和吃其他食物的量也会相应减少，对减少体重增加也有益。

（十四）护发作用

醋有护发作用，用醋 200 毫升加水 500 毫升，烧热放温后洗头，每天 1 次，对防脱发、头痒、头屑疗效显著。用醋洗头，可以令头发飘顺、容易打理而且兼有去头皮屑的功效。因为染法剂或烫发剂一般都是强碱性，故特别适合烫染后的头发。

醋还有较好的护甲作用，在温水中加进半茶匙醋，用其浸泡手指甲或趾甲，然后再进行修剪。醋泡过的指甲或趾甲易于修剪，而且指甲缝中的污垢也容易清除，手指甲和趾甲也光亮晶莹。

（十五）其他作用

醋在生活中的保健作用很多，睡前饮一杯冷开水，加一汤匙醋，饮用后有助睡眠作用，如果加入等量的蜂蜜，则效果更为理想；呃逆（打嗝）时饮醋一小杯，一口气喝下去即可消除；用醋涂抹蚊虫叮咬处，可减轻痒痛、消肿；坐车前喝醋开水，防晕车。

洗澡时，可在水中放点醋浸浴，浴后会使肌肉放松，疲劳消除，皮肤光滑。

蜂蜜白醋通便，饮用不需改变日常的饮食规律，只需将蜂蜜和食醋以 1 : 4 的比例调配，如果是清晨刚醒来，可选择早餐前 20 分钟空腹喝；如果是中餐和晚餐的话，可在饭后立即饮用。醋和蜂蜜均有通便作用，两者使用后通便作用优于单用醋或蜂蜜。

熬夜太晚，第二天眼睛红肿，可使用适量的牛奶，加白醋与温水调匀后用干净的棉球蘸抹，反复在眼皮四周按摩 3 ~ 5 分钟，最后用热毛巾盖住双眼，每天 10 分钟，能起到明显的效果。

如果有人发生晕厥，可把手帕浸过食醋后捂在晕厥者的鼻子上，刺激患者清醒；在烹调水产品蟹、海蜇时，先用 1% 的醋液浸泡 1 小时，可防止嗜盐杆菌引起的食物中毒；宴饮进食，如感胸满腹胀，可用醋 50 毫升加水至 100 毫升冲淡服下，增加胃酸，促进消化；炒菜时加少许醋可防止维生素流失；餐后的食具，如果使用 1% 食醋液煮沸消毒，可防止病毒性肝炎、痢疾等传染性疾病。

油炸食品蘸醋食用可解除油腻；用醋擦拭家具可去除异味；壶里水垢太多可用温热的醋浸泡后再洗，即可除垢；在化学工业中，醋中所含的醋酸更是极其重要的原料，用它制成的各种香精都是饮料中不可或缺的成分；醋被老百姓中在日常生活中作为降低高血脂、高血糖、高血压的一种饮品。

中医学认为醋性味酸、苦、温，具有散瘀止血、解毒杀虫、使胃酸增多，促进食欲，帮助消化的作用。《本草备要》说醋："酸温散瘀解毒，下气消食，开胃气，散水气，治心腹血气疼，产后血晕，症结痰癖，黄疸痈肿，口舌生疮，损伤积血，谷鱼肉菜蕈诸虫毒"。一般多作药引用，并用醋作中药的炮制，如醋炙，以改善药物性能，增加疗效。适用于肠道蛔虫、痈疽疮肿、吐血、衄血、便血、产后血晕、高血压、癥瘕、阴部瘙痒、虫咬、食鱼中毒等疾病患者食用或外用。药用以汁浓、味厚陈久者为好。

因为醋的酸度比较大，许多微生物不能在醋中生存，但也有些霉菌利用醋中少量的成分而顽强地繁殖，所以，盛醋的容器必须密闭塞紧。

三、食疗

1. 预防流感

（1）用 10% 食醋溶液，加入适量的香料、糖精，滴入鼻内，连滴 3 天。每次每鼻孔滴 2~3 滴。

（2）白胡椒 3 克研成粉末，开水冲后加醋两杯调匀服下。

（3）将门窗关闭，用醋放火上煎使其蒸发于空气中，每日每间房用 30~60 毫升，可预防流行性感冒、流行性脑炎等呼吸道传染病。

2. 支气管炎

（1）老陈醋30毫升，大蒜90克，红糖90克，大蒜捣泥，三者混匀，浸泡1周后饮汁，每日服3次。

（2）鸡蛋3个，香油适量，醋70毫升，油煎鸡蛋，熟后加醋炖，吃蛋喝汤。

3. 肺结核　陈醋、大蒜适量，大蒜剥瓣浸入醋中，放置7天后食用，每次食用3～5瓣。

4. 肺痈

（1）陈醋50毫升，紫皮大蒜180克，大蒜捣泥，加入醋，用砂锅煎汁，饭后一次服完。

（2）陈醋250毫升，薏苡仁120克。慢火炖浓汁服。

5. 呃逆

（1）饭后呃逆不止，可用醋2汤匙，加糖1匙，徐徐饮之。

（2）食醋15毫升，呃逆时服下。

6. 失眠　温开水倒入10～20毫升食醋，睡前喝下。

7. 晕车晕船　随身携带1小瓶醋，乘车、船时用冷开水冲淡饮服。

8. 消除疲劳　在浴水中加点醋，洗后会感到特别舒适，可消除疲劳。

9. 高血压

（1）食醋、冰糖各250克，将两者溶化后，饭后服3～5汤匙。

（2）将花生米浸入醋中，浸一昼夜，每日早晨吃10粒。

10. 脑血管硬化　醋170毫升，鲜鸡蛋1个，醋倒入茶杯中放入鸡蛋，盖上盖，密封两昼夜后将蛋打破搅匀加蜂蜜适量，兑上五倍的温开水，早晨空腹时徐徐饮下，每日1次，连续服用。

11. 胆道蛔虫症

（1）醋60毫升，加入花椒少许。煮开后去花椒，一次服下。

（2）醋 60 毫升，一次温服。痛止后，服驱蛔灵片驱虫。

（3）食醋 30 毫升，加温开水 50 毫升，缓缓口服。可根据需要，每隔 3~4 小时，连续服用。

12. 痢疾

（1）豆腐煮熟蘸食醋食用。

（2）鲜鸡蛋 4 个，食醋适量，鸡蛋煮熟蘸醋吃下，每次吃 1 个，1 日内吃完。

13. 急性黄疸型传染性肝炎

（1）食用米醋，每天 3 次，每次 10 毫升。每次配合服复合 B 族维生素片，连服 2 周。

（2）红枣、红糖、食醋各 500 克，明矾粉 30 克，红枣煮熟煮汤尽去皮核，和其他 3 味加水煮浓汁，每次服 1 汤匙，每日服 3 次。

（3）雪梨、食醋适量，雪梨切片，浸入食醋中，每日吃 2 个，每日吃 3 次。

14. 糖尿病　大白公鸡一只，陈醋 200 毫升，杀鸡去毛去内脏洗净，加陈醋，不放调味品，炖熟分 3 天吃完，连吃 3 只见效。

15. 疟疾

（1）陈醋适量，鸡蛋 2 个，将鸡蛋打破去壳，和陈醋调匀，用砂锅熬开，稍冷顿服。

（2）食醋 30 毫升，小苏打 3 克，混合调匀，在发作前 1 小时立即饮服。

16. 慢性胃炎　醋、生姜适量，牛肚 1 具，拌和后用水煮熟后经常服食。

17. 贫血　新鲜红皮鸡蛋 1 个，放在大口玻璃瓶内，然后放入食醋 180 克，放置 1 周后开始服用。服用时用筷子把薄皮挑开搅匀，每次取 20~25 克，加蜂蜜适量，兑入 3~5 倍的温开水，调匀早晨空腹服下，1 个醋蛋分 7 次服完，坚持长期服用。

18. **子宫出血紧急处理** 醋煮豆腐 250 克，空腹服用。

19. **腮腺炎**

（1）食醋、墨汁各等份，混匀涂患处，每日 4～6 次。

（2）用纱布一块，饱浸食醋，贴敷在患处，每日数次。

20. **皮癣、牛皮癣**

（1）醋 250 毫升、杏仁 15 克，杏仁捣烂与醋混合，加热后趁热用棉球搽洗患处。

（2）醋煮开放温后浸入患手足，治疗手足癣。

21. **神经性皮炎**

（1）老陈醋涂搽患处，一日 3 次。

（2）醋半斤，鸡蛋 2 个，将鸡蛋放入醋中浸泡 15 天，取出打开，搅匀，装瓶备用。每日涂患处 2～3 次。

（3）大蒜、米醋各适量，将蒜瓣捣烂，用纱布包住浸于米醋中 2～3 小时。取出搽患处，每日 2 次，每次 10～20 分钟。

22. **烧烫伤**

（1）食盐、食醋、鸡蛋清放碗内搅匀，搽患处。

（2）米醋擦洗患处，可止痛防起泡。

23. **疮面溃烂** 用 0.5%～2% 食醋溶液，冲洗各种疮口。对铜绿假单胞菌（绿脓杆菌）的创面冲洗有较好效果。

24. **荨麻疹**

（1）两份醋一份酒混匀，搽患处，当即见效。

（2）醋半碗、红糖 100 克、生姜 50 克，三味放锅内煮 2 沸，去渣，每次服 1 小杯，每日服 2～3 次。

25. **疔毒初起**

（1）食醋 40 毫升，放杯中炖热，将患指浸在醋内 10 分钟左右取出。每日浸泡数次。

（2）荞麦面和醋调匀涂患处。

（3）鲤鱼烧成灰，研末后用醋调匀涂于患处，每日换药一次。

（4）大蒜汁、醋共放锅中文火熬膏，外敷。

26. 下肢慢性溃疡　楸树叶、醋，二者稍煮后将叶贴在患处。

27. 汗斑　食醋，每日2次涂患处。

28. 冻疮初起　醋煮热，趁热湿敷患处。

29. 痔疮　大蒜捣为泥与醋调匀，洗患处。

30. 蚊子、臭虫叮咬　将醋涂叮咬处，可止痒消炎。

31. 黄蜂螫伤　螫处用食醋适量湿敷。

32. 鹅掌风　将患手浸泡在热醋中，每日2次，每次10分钟。

33. 脚气　食醋适量，加一半水，煮沸后放温洗泡双脚。

34. 灰指甲

（1）醋500毫升，白芷90克，共煎浓汁，将患指甲浸于药液中，每次浸30分钟，连用10日，早晚各1次。

（2）用塑料袋盛醋，将患指泡在醋中过夜，数次可愈。

（3）醋、大蒜适量，醋泡蒜成液，把病指插在醋液浸泡，每次10~15分钟，1日数次。醋放在阴凉处，连续使用。

（4）米醋、碱面以5∶1量，放入小杯内调匀，将患指插入浸泡5分钟，每日3次。

35. 足跟痛

（1）老陈醋、川乌各适量，川乌烘干研末，用老陈醋拌成糊状，涂在纱布上贴在患处，每3天换药1次，3~4次后可使疼痛减轻。

（2）食醋煮沸，稍冷，趁热洗脚，每次浸泡半小时到1小时。连洗10~15天。

（3）好醋500毫升、青砖1块。将砖烧热，把醋浇砖上，足穿厚袜，踏于砖上，溶热利用醋蒸熏，每日3次。

36. 骨质增生　黑木耳、食醋各适量，黑木耳洗净发好略煮，沥干后浸入食醋中放1~2天服用，每次服5~7片，连吃1个月。

37. 跌打损伤　如碰伤瘀血红肿，未破未伤筋骨，可用热醋涂患处，一日 3 次。

38. 腰腿痛　醋糟 1500 克，炒烫，装小布袋中，热敷患处，睡前敷 1~2 小时。

39. 预防肠道传染病　吃凉拌菜、凉面条时，可加适量的醋。

40. 关节炎

（1）食醋适量、新砖两块，将新砖炉内烧红，取出放醋中浸泡后布包住熨烫患处，两砖交替，两天治疗一次。

（2）食醋、葱白适量，将醋煮开，煎至一半时放入葱白，再煮二沸，然后用一块干净布浸在醋里，取出趁热敷在患处。

41. 煤气中毒　茶水、醋各 1 碗，混合分 3 次服。

42. 酒精中毒　温开水中加入 1 汤匙食醋，徐徐饮服。

43. 头痒脱发　醋 130 毫升，加水 200 毫升，趁热洗头，每天 1 次。常洗可治头痒、头皮屑多和掉头发。

44. 阴道滴虫病　用 0.1%~0.2% 食醋溶液冲洗阴道，可配合治疗阴道滴虫病。

45. 痛经　红糖 30 克，米醋 15 毫升，益母草 15 克，砂仁 10 克，清水适量同煎，分两次服用。

46. 头虱　头虱发生时，可在水中加醋洗头，数次即可消灭。

47. 鼻出血　用药棉浸醋塞出血鼻孔。

48. 牙痛　陈醋 60 毫升，花椒 15 克，共煎 10 分钟，放温含漱。

49. 牙龈出血　食醋适量含漱口。

50. 耳朵发痒　食醋适量，用棉球浸蘸食醋，在耳内转动洗耳，可立刻止痒。

51. 失音　食醋 250 毫升，鸡蛋 1 个，醋煮蛋，熟后吃蛋饮汤。

52. 复视　紫苏叶 6 克，生姜 9 克，食醋 1 匙约 20 毫升，前 2 味水煎，煎好后放醋，分 2 次 1 日服完。

53. 驱蛔虫、蛲虫

（1）驱蛔虫　醋 30 毫升温服，6 小时 1 次，连服 2 日。

（2）驱蛲虫　醋 30 毫升，加凉开水半茶缸，于患者睡前将导尿管插入肛门，用注射器将醋水注入肠中，小儿酌减，每日 1 次，3 次即愈。

（3）用棉球饱蘸食醋后塞入肛门约 3 厘米处，留置过夜，次晨取出，连用 3 天。

54. 盐卤中毒　醋 60 毫升，灌服。

55. 狐臭　好醋调石灰粉，先洗净患处，拭干后涂之，一日 2 次。

56. 碱水中毒　食醋适量徐徐服下。

57. 治鱼刺卡喉　可饮醋数口，每次徐徐咽下，鱼刺可变软。以后大口吃馍或饭，可把较细小鱼刺咽下去。

四、禁忌

1. 胃溃疡患者禁忌食用。胃溃疡为胃酸分泌过多，胃壁被腐蚀所致，醋酸可促胃酸腐蚀胃壁。孟诜说：醋"多食损人胃"。

2. 服中药茯苓、丹参时不宜食醋。茯苓、丹参为醋的相畏之物，服茯苓、丹参时食用醋可产生不良反应。故《本草纲目》说："服茯苓、丹参人不可食醋"。

3. 不应食用铜制器皿贮藏之品。醋能溶解铜，食用铜制器皿贮藏的食醋，可以导致"铜中毒"。

4. 龋齿患者禁忌多食醋。醋性味酸苦温，多食能腐蚀牙齿，使牙齿疾病加重。

5. 肌肉萎缩、关节炎患者不应多食。醋的酸敛之性，多食时筋骨都有一定的不利影响，有碍钙的代谢《内经·素问》说："筋病无多食酸"。

6. 寒湿内盛者不应多食。醋味酸敛津，易使津液停滞，化生水湿，使病情加重，故寒湿内盛者不宜食醋，内有痰饮者亦不宜食用。

7. 服磺胺类药物及碳酸氢钠时不宜食用，醋可使磺胺类药物在泌尿系统形成结晶而损害肾脏，并使碳酸氢钠的药效降低。

味　精

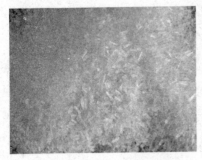

味精又名味素、谷氨酸钠，为白色结晶粉末，广泛存在于动植物的蛋白质中，是氨基酸的一种，蛋白质中含有丰富的谷氨酸，分解相应蛋白质即可提取谷氨酸，故味精是蛋白质的最后分解产物，但谷氨酸本身只有酸味，鲜味很少，只有把它中和成为钠盐，才能显出鲜味来，这才叫作味精。味精能显著增加食品鲜味度，放入三千倍水中，仍可尝到鲜味，在酸性液中味道更佳。

味精性味甘、酸、平，可以增进人们的食欲，提高人体对其他各种食物的吸收能力。谷氨酸是人体所需要的一种氨基酸，96%能被人体吸收，形成人体组织中的蛋白质。味精具有益胃和中、养阴增智的作用，它还能与血氨结合，形成对机体无害的谷氨酰胺，解除组织代谢过程中所产生的氨的毒性，并参与脑蛋白质代谢和糖代谢，促进氧化过程，对中枢神经系统的正常活动起良好作用。在临床治疗上可用于肝昏迷恢复期、严重肝功能不全、胃溃疡及胃液缺乏，与抗癫痫药合用可治疗癫痫小发作及精神运动性发作，也可用于神经衰弱、大脑发育不全及精神分裂等症。连续服用谷氨酸，还可以改善智力不足及脑出血后遗症记忆障碍等。谷氨酸常制成"谷氨酸片""谷氨酸钠（或钾）注射液"作为医用。

一、食疗

1. 防治癫痫小发作　味精适量，成人每服 2 克，小儿每岁每日服 1 克，一日 3 次分服。

2. **防止肝昏迷**　味精适量，每服 3 克，一日 3 次。

3. **小儿大脑发育不全**　味精适量，每岁每日服 1～1.5 克，一日 3 次分服，

二、禁忌

1. 不宜在碱性或酸性的食品中使用。谷氨酸钠中钠的活性甚高，容易与碱发生化学反应，产生一种具有不良气味的谷氨酸二钠，失去调味作用。用于酸性菜肴中则不容易溶解，酸性越大溶解越难，影响调味的效果。

2. 炒菜时不宜放入过早。炒菜起锅后放味精。温度降至 70℃左右加入味精，此时溶解度最好。在高温时加用，当温度超过 120℃ 时味精中谷氨酸钠就会变成焦化的谷氨酸钠，焦化的谷氨酸钠既没有鲜味，还含有一定的毒性。

3. 作馅料时不宜使用味精。作馅料时放入味精，不论是蒸或煎煮，都会受到持续的高温，使味精变性，失去调味作用，故作馅料时不宜使用味精。

4. 在有浓郁香味的食品中不宜使用。鸡、鸭、鱼、虾等肉食品及蘑菇中含有浓郁的自然香味，不但起不到调味作用，还可使原有的鲜味遭受破坏。

5. 拌凉菜时不宜使用。味精在 70℃ 以上才能充分溶化，拌凉菜时温度较低，味精难以溶解。必要时可用热水溶化放凉后倒入凉菜中食用。

6. 不宜食用过频。味精食用过于频繁，每餐必食，每菜必加，会使人对味精产生依赖，食用不含味精的菜则会食欲减退，也可导致对其他营养素的吸收降低。

7. 不宜食用过量。味精每日摄取量超过 6g，血液中的谷氨酸含量就会升高，谷氨酸升高后将限制人体必需的钙离子和镁离子的

利用，可造成短期的头痛、心慌、恶心等症状，对生殖系统也有不良影响，故味精不可食用过量。

大　葱

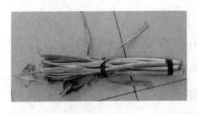

大葱又名芤、和事草、四季葱、青葱、菜伯，属百合科多年牛宿根草本。原产苏联西伯利亚，我国南北各地均有种植。现在全世界有大葱约500多种，我国也有数十种。大葱主要产于淮河秦岭以北和黄河中、下游地区。按假茎的高度分为三型：一是长葱白型，假茎高大粗壮；二是中葱白型，假茎短，基部膨大呈鸡腿状；三是短葱白型，叶片排列紧凑，叶片及假茎均粗短。葱又称四季葱、菜葱、冬葱，主产于长江以南各地，葱白为纯白色，叶色浓，分蘖力强，辣味淡，辛香味浓，用于菜肴调料，著名的品种有上海分葱等。细香者又称胡葱，主产于南方各地，质柔叶淡，以食葱叶为主。

葱四季常青，终年可食用，尤其以冬春两季食用最多，北方以大葱为主，南方则多栽小葱。在东亚国家以及各处华人地区中，葱常作为一种很普遍的香料调味品或蔬菜食用，在东方烹调中占有重要的角色，而在山东则有大葱蘸酱的食用方法。

古人把葱当作食品，千百种饭菜都得用葱。烹调山珍海味及高蛋白食品，尤其离不了葱。因为葱可将蛋白质分解成冻，从而大大提高蛋白质的吸收利用率，且葱能促进机体的消化，故被誉为增进营养的保健品。大葱的入药部分主要是葱白及其根须。

葱是厨房中不可缺少的调味品之一，因葱所独具的辛辣和香气，无论是素菜还是荤菜的调制都少不了葱。葱既可增加菜肴的香味，增味提鲜，还可去除肉类的腥膻，促进食欲，是烧制菜肴不可或缺的主要调味品之一。不仅百姓家庭，就是宫廷御膳，几乎天天都不能离开它。

人们习惯于在炒菜前将葱和姜切碎一起下油锅中炒至金黄色，俗称之为"爆香"或"炝锅"，然后再将其他蔬菜放入锅中炖炒。在做汤面如清汤面或牛肉面的时候，在面条熟后可将切碎的葱末也称葱花撒在面条上。日本料理食物中，比如味增汤，碎葱也是不可缺少的调味食品。

葱主要含有蛋白质、脂肪、糖类、维生素 B_1、维生素 C、维生素 B_2、胡萝卜素、粗纤维、烟酸、钙、镁、铁、葱蒜辣素、二烯丙基硫醚等成分。

一、主要作用

（一）对循环系统的作用

现代医学研究表明，大葱所含的葱蒜辣素、挥发油、花生酸、亚油酸等活性成分对改善循环发挥着重要作用。葱含有大量的钾元素，而含钠量很低，其钾钠比值均大于 10，大葱为 30，小葱为 13.75，同属对高血压有较好防治作用的食物。小葱所含胡萝卜素很高，每 100 克小葱食部其含量为 840 微克，这对血管壁的保护起着重要作用。

大葱富含维生素 C，有舒张小血管，促进血液循环的作用，可防止血压升高所致的头晕，使大脑保持灵活，预防老年痴呆。

大葱的挥发油和葱辣蒜素，既能祛除腥膻等油腻厚味菜肴中的异味，所产生的特殊香气还能刺激血管，加速血液流动，起到促进血液循环的作用。进一步的研究表明，大葱中的葱蒜辣素有软化血管，消化凝血块，避免血栓发生，防止心脏病的作用。故经常吃葱的人，胆固醇不易在血管上沉积，患动脉硬化及冠心病的机会显著减少。

葱所含的苹果酸和磷酸糖成分也有兴奋神经、改善促进血液循环作用。

大葱所含的维生素 C 及挥发成分，有降低坏胆固醇堆积的作用，经常吃葱的人，即便脂多体胖，其胆固醇水平并不增高，而且体质强壮。

另有资料报道，葱与洋葱一样，含有一定量类前列腺素样物质，可作用于血管，使其扩张，减少外周阻力，从而降低血压。

现代营养学研究还发现，在吃油腻厚味食物后两小时，再适度吃葱，仍有降低胆固醇的作用。经常吃葱的人，胆固醇不易在血管壁上沉积，患动脉硬化症、高血压和冠心病的机会比一般人要少得多。

（二）预防癌症作用

香葱所含的果胶成分，可明显增强肠道的蠕动，减少结肠癌的发生，有抗癌作用。葱内的蒜辣素也可以抑制癌细胞的生长，葱还含有微量元素硒，有降低胃液内亚硝酸盐含量作用，对预防肠癌、胃癌等多种癌症有一定作用。大葱含的葱蒜辣素成分可预防胃癌细胞生长，服食越多，患癌的危险越少。

（三）对病原微生物的作用

大葱中所含的葱蒜辣素位于葱的表皮细胞中，属一种挥发性油，有一股异样的香辣味，从葱的浸出液中共析出来的其他挥发性物质，可以抑制白喉杆菌、结核杆菌、痢疾杆菌、链球菌，能诱导血细胞产生干扰素，增强人体免疫作用，提高抵抗病菌侵袭的能力，尤其对痢疾杆菌和皮肤真菌抑制作用更强。故一年四季常吃一些生葱能杀灭口腔中的病菌，在呼吸道、肠道传染病流行时，吃葱有预防作用。

（四）其他作用

大葱具有刺激身体汗腺，起到发汗散热之作用；葱油可以刺激上呼吸道，使黏痰易咳出。大葱含有特殊的挥发成分葱素，葱素具有独特的香辣味，能刺激唾液和胃液分泌，增进食欲。

大葱与含维生素 B_1 含量较多的食物一起摄取时，会促进食物的淀粉及糖变为热量，可以缓解疲劳。

葱所含的苹果酸和磷酸糖等，能兴奋神经系统，刺激血液循环，促进发汗作用，并可增强消化液的分泌，增加食欲。

葱所含的维生素和矿物质，可以促进胎儿组织器官的发育和供给孕妇体内大量热能，有利于母体和胎儿的健康。

大葱所含的葱蒜辣素，可降低血糖，尤对老年糖尿病患者为宜。大葱含有丰富的维生素，对糖尿病有辅助治疗作用。

中医学认为：大葱性温、味辛，入肺、脾、胃、肾诸经，具有发汗解表、通阳散寒、解毒散结、清肺健胃的作用。葱的叶、茎（葱白）、汁和根须均可作药用，传说是神农尝百草时寻找出来的一种健胃良药。适用于风寒感冒、疮痈疔毒、腹痛、寒热鼻塞、阴寒腹痛、虫积内阻、二便不通、呕吐腹泻、妊娠下血、乳闭、痢疾、痈肿、胃寒等病患者食用或外用。

《名医别录》载大葱："伤寒骨肉痛，喉痹不通，安胎""除肝中邪气，安中利五脏，杀百药毒"。《日华子本草》载大葱："治天行时疾、头痛狂热，通大小肠、霍乱转筋及奔豚气，脚气，心腹痛，目眩及止心迷闷"。《本草纲目》载，葱白可"除风湿身疼麻痹、虫积、心痛、妇人妊娠溺血……"。葱汁能"散瘀血、止血、止痛、治头痛耳聋、消痔漏、解众药毒"。葱须有"疗饱食房劳、血渗入大肠、便血，肠癖成痔"的功效。葱叶能利五脏、益目、疗足肿等。《本事方》《外台秘要》记载：治伤风感冒、急性热病、头痛、畏寒、鼻塞及皮肤虫疮等症。

大葱堪称时令不同季节的良药，冬季气候寒冷，荤食需求量大的人以葱烹调肉类，既能加强胃肠消化功能，又能增进食欲。因天寒而感冒发病率明显增高，应多食大葱，让患者将葱放在鼻下反复嗅闻亦有一定的治疗感冒作用。夏季腹泻、痢疾胃肠道疾病增多，适当多吃些葱，可杀菌解毒，预防消化道病发生。

二、食疗

1. 感冒

（1）葱白60克，洗净切碎，加水3杯，煎成2杯，趁热喝1杯，过半小时再温热喝1杯。

（2）葱白、生姜各15克，食盐3克，捣成糊状，用纱布包裹，涂擦前胸、后背、足心、手心及肘窝，涂后让患者安卧，半小时即可出汗退热。鼻塞、流涕重者，葱白捣烂取汁，滴入鼻孔1~2滴，并闭口深吸片刻，每日数次。

（3）大葱适量，捣烂擦足心、手心、手背中心。

（4）葱白60克，生姜30克，淡豆豉15克，水煎服，每日2~4次。

（5）葱白、生姜各9克，大白菜根1个，水煎服下，盖被取汗。

（6）葱白、胡椒各适量，调在面条里，趁热吃下，盖被出汗。

2. 预防流感　葱白10克，水煎连服三天。

3. 慢性支气管炎

（1）蜂蜜、葱白适量，煮沸食用。

（2）葱白连须7个，梨1个，白糖50克，水煎，吃葱喝汤。日服2次。

4. 高血脂、高血压

（1）葱白60克，蜂蜜60毫升，葱白捣成糊，拌蜜服下，每次半匙，每日2次。

（2）葱白20克，菊花10克，红枣15枚。先将葱白（连根须）洗净，切片或切碎备用。红枣洗净，菊花放入砂锅，加水适量，煎煮10分钟，加葱，再煮至沸即成。代茶，频频饮用。

（3）大葱15克，赤小豆60克，粳米100克。先将大葱连根须洗净，切细或剁成细末备用。将赤小豆、粳米淘净，放入砂锅，加水适量，煨煮成稠粥，粥将成时，调入葱丝或葱末，拌和均匀，煨煮至沸即成。早晚 2 次分服。

（4）大葱 30 克，鲜香菇 50 克，鸡肉 250 克。先将鸡肉洗净，切成 1 厘米见方的小丁块，放入碗中，加 1 只鸡蛋清，以湿淀粉、精盐少许抓拌均匀，备用。大葱去根洗净，切成 1 厘米长的小段，香菇切丝。炒锅内加植物油，烧至六成热时，将鸡肉丁放入，滑散，再放入葱段、姜丝、香菇，搅拌散开后，迅速倒入漏勺。锅留底油少许，小火烧热，将鸡肉丁、大葱、姜丝、精盐、料酒、酱油、胡椒等入锅，旺火翻炒匀，用湿淀粉勾薄芡，淋入麻油即成。佐餐当菜，随量服食。适宜于高血压患者食用。

5. 动脉硬化　葱白 60 克捣碎，然后与 60 毫升热熟蜂蜜拌和，放入开水煮过的瓶内备用。每日服 2 次，每饮半汤匙，只服蜜不吃葱，连续服用 1~3 个月。

6. 胃痛、消化不良

（1）大葱根须 5 个（捣烂），红糖 100 克，蒸熟常吃。

（2）葱白、生姜各 200 克，捣烂炒热，用纱布包裹，分成两包，趁热交替敷胃部。

（3）葱白 250 克，鲤鱼 1 条（约 500 克，洗净去杂），煮熟，加入调料佐餐，一日 2 次服完，连服 3~5 天。

7. 呕吐　葱头一把，捣烂放食盐少许，蒸熟成饼，敷在肚脐上。

8. 腹泻　葱白 30 克，干姜、制附子各 10 克，久煎后温服，每日 2 次。

9. 痢疾　大葱 100 克（连根须），洗净，切碎，加入煮至半熟的粳米中，再煮熟后空腹温食，每日 2 次。

10. 蛔虫性肠梗阻　葱汁、香油各 20 克，调和后空腹饮服。

11. 小便不通

（1）大葱 250 克，切碎放在锅内炒热，布包敷肚脐上。

（2）葱白、食盐各 500 克，葱白切碎，用盐炒热，以布包住，热敷脐及膀胱，冷后再炒，复热敷，一日数次。

（3）大葱 500 克，麝香 0.9 克，共捣烂拌匀，分 2 包。1 包炒热放在肚脐上热敷 15 分钟，再换 1 包冷敷 15 分钟，交替使用，以通为度。

（4）葱白、莲叶各适量捣烂，以蜂蜜调和敷腹部。

12. 阴囊肿痛　葱白、乳香共捣泥，外敷患处。

13. 尿血

（1）葱白与郁金各适量，水煎温服。

（2）葱白、白茅根各适量，捣烂取汁，温开水送服。每日 2 ~ 3 次。

14. 遗尿　葱白 30 克，硫黄 9 克，葱捣烂，硫磺研碎，于临睡前敷于脐部，次日清晨去除。连用 1 周。

15. 胸胁痛　带须葱白 1 把，生姜 3 片，白萝卜 2 个。共捣烂，炒热后以布包之，趁热敷痛处。

16. 风湿身痛

（1）葱白、生姜各 500 克，捣烂绞汁入醋熬膏摊布上，敷治患处。

（2）大葱适量捣烂，入数滴菜油，以水稍煎后，用川芎、郁金研末冲服。

17. 四肢麻木　葱白 62 克，生姜 16 克，花椒 3 克，水煎服。每日 2 次。

18. 关节炎　食醋、葱白适量，醋煮开，煎至一半时放入葱白，再煮二沸。用一块干净布浸在醋里，取出后趁热裹在患处，每日一次。

19. 跌打损伤

（1）葱白、白糖适量，葱白切碎，加白糖炒热，用纱布包扎患处。

（2）连须葱白适量切细炒熟，拌入适量松香，捣烂如膏，趁热外敷，治跌打损伤肿痛。

20. 关节扭伤

（1）葱叶适量，捣烂外敷，干后即换。

（2）葱白 30 克，白糖 5 克，捣烂如泥外敷患处。

21. 阳痿　葱白、生姜、味精各适量，狗肉 250 克，菟丝子 10 克，附子 15 克。将狗肉洗净，切块放入开水锅内汆透，捞入凉水内洗净血沫，切成寸长方块。将狗肉放入炒锅内煸炒。加料酒及姜、葱、食盐，再换砂锅放水煨炖。同时，将菟丝子、附子用纱布包扎紧，下锅，炖时先武火后文火，待肉熟烂即成。服用时加味精，可食肉饮汤。

22. 疮疡疔疖

（1）大葱全株，洗净捣烂，以醋调和，炒热敷患处。

（2）将葱捣成汁，把它敷在化脓的疮面上，能很快清除脓液，使局部早生肉芽。

（3）葱 100 克，猪蹄 4 个，盐适量，下锅共煮，至肉熟烂，食肉饮汤，每日 2 次。

（4）葱白、蒲公英各 60 克，蜂蜜 60 毫升，混合捣烂，敷于患处。每日 2 次。

23. 骨髓炎　连须大葱 250 克，大蒜 500 毫升，葱蒜共捣，加入米醋 1500 毫升，共熬成膏，贴患处。

24. 鸡眼　大葱一根，紫皮蒜一头，共捣为膏，把鸡眼泡软，硬皮撕去，用纱布包紧，鸡眼将慢慢脱落。

25. 毒虫咬伤　大葱、蜂蜜适量。共捣成糊状，外敷伤处。

26. 麻疹　葱白 30 克，捣烂敷患处。

27. 急性皮肤化脓性感染　葱白、蜂蜜各等份，捣烂汤和成糊剂，敷患处。

28. 秃疮　大葱、韭菜各 500 克，大蒜 250 克，鲜马齿苋 1500

克。共捣烂取汁，用汁涂患处，每日 2 次。

29. 冻疮

（1）葱根、茄子根各 120 克，煎水洗患处。每日 1~2 次。

（2）葱白、生姜、大蒜各适量，一起捣烂，敷在患处。

30. 痔疮　葱白连须适量，浓煎取汁，坐浴。每日 1~2 次。

31. 刀伤出血　葱炙热取汁，涂患处。

32. 小儿肺炎　葱白、白糖各适量，水煎服。

33. 小儿阴茎肿痛　老葱管一节（汁液浓者），剖开包住阴茎。一般 1 次可愈。

34. 小儿大便不通　葱白、酒糟各适量，捣烂趁热敷脐上。

35. 小儿秃疮　以冷泔水洗净患处，取羊角葱适量捣泥，调入蜂蜜涂敷。

36. 小儿不吃乳　葱白少许，母乳煎服。

37. 小儿吐乳　乳汁 1 杯，放入葱白，热奶锅里炖熟灌服。

38. 小儿虫积　葱汁、菜油各 1 匙，调和服下。

39. 小儿蛲虫

（1）葱叶内汁，用棉球蘸葱汁，塞入肛门内，蛲虫自出。

（2）猪苦胆 1 个，带根葱白 1 根，将葱白放入苦胆内，浸泡半小时后取出，临睡前将葱白插入肛门内，葱根留在外面，天亮时把葱白取出，蛲虫会沾在葱白上。每晚 1 次。

40. 小儿吐泻烦躁、睡卧不安　葱白 20 根，大枣 20 枚，水煎后每日服 2 次。

41. 小儿肠梗阻　公鸡 1 只，生姜、葱白、植物油各适量，葱、姜、油共捣，调和如泥敷在脐上，鸡宰杀，不去毛，趁热罩在脐上。

42. 乳腺炎

（1）葱白 250 克，切碎，加水煮开，取汁趁热洗患处，而后取葱白 250 克，鲜蒲公英 60 克，共捣如泥，加白酒少许，拌匀，敷于患处，每日2次。

（2）葱白半斤，切碎，沸水冲，趁热先熏后洗患处，一日3次，连用2日。

（3）大葱500克，麦芽30克，葱白捣烂取汁，一日2次。用酒冲服，外用麦芽煎汤温洗。

（4）大葱、半夏各适量，共捣为泥，塞入患乳对侧鼻孔，每日2次，每次半小时。

43. 外阴瘙痒　葱白适量，火硝6克，水煎，以棉球蘸洗。每日数次。

44. 产妇乳汁不下　葱白2根，当归10克，黄芪15克，水煎服。

45. 妇女阴户肿痛　葱白5根（焙干约20克）、乳香10克，共捣成细末，撒患处。

46. 产后血晕　糯米煮粥，将熟时放入葱数根，略煮沸后喝粥食葱。

47. 头目疼痛　葱叶揉烂塞入鼻孔。

48. 慢性鼻炎　大葱汁滴鼻孔。

49. 流鼻血

（1）葱白1把（约30克），捣烂取汁，加白酒少许滴鼻，每次2～3滴。

（2）鲜嫩葱叶剖开，棉球放在葱叶内膜上，反复揉擦，使棉球浸液后将棉球塞入鼻孔。

50. 休克　葱心黄刺入鼻孔内，男左女右，入7～8寸，针出血即可苏醒。

51. 阴茎收缩　葱白切碎，炒热敷在脐上，同时煎服葱白汤，用于男子突然阴茎收于腹内抽搐。

52. 蜘蛛咬后生疮　用连茎葱叶，入一条蚯蚓在内，待化成水后，取汁点咬处即愈。

三、禁忌

1. 服用地黄、常山和蜂蜜等药物或食物时不宜食用。地黄、常山和蜂蜜与大葱是畏恶之品，同时食用、服容易影响药物的疗效或产生不良反应。故服用地黄等药时不宜食用大葱，但葱和蜂蜜同食有治疗高血脂作用，又当区别应用。

2. 感冒易出汗的患者不宜食用。中药列大葱为解表药，其性走窜性强，易开腠发汗，适宜于感冒无汗的患者食用。感冒汗多因于表虚营卫不固，服食后则会加重汗出的病情。

3. 胃热内盛者不宜食用。大葱性辛温可创火生热，食之则会加重胃热的病情。

4. 食用时不宜加热时间过久。大葱里含有丰富的维生素 B_1 等营养成分，维生素 B_1 对神经系统和消化系统具有重要的调节作用，加热后维生素 B_1 很容易被破坏，炒煮 30 分钟，维生素 B_1 就接近全部损失。加热过久还会破坏大葱所具有特殊香气的葱蒜辣素成分，葱蒜辣素有较强的杀菌作用，还有增进食欲、帮助消化的作用。葱蒜辣素被破坏后既可使杀菌作用减弱，还影响健胃的作用。故食用时不宜加热过久。

5. 食用时不应切得过碎。葱切得过碎既可使葱液的营养成分过量流失，菜刀所含的铁还会加速维生素 C 的氧化，切得越碎，维生素 C 破坏越多。

6. 食用时不应去掉叶用部分。蔬菜里的营养成分与色素的浓淡有关，色素越多的部分营养成分越高。大葱叶里营养成分远高于根部，去掉叶部，不但是一种浪费，也恰恰去除了营养成分最多的部分。

7. 狐臭患者不宜多食。大葱辛温升散，含有较多的挥发油，多食可诱发加重病情。

8. 记忆力衰退者不应多食。大葱味辛升散，"久食令人忘。"

9. 慢性皮炎患者不应多食。大葱走表升散，伤津耗液，多食可加重皮炎患者的病情。

大 蒜

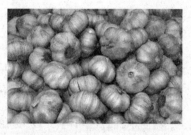

大蒜又名蒜头、胡蒜、独蒜、蒜头、大蒜头、胡蒜、葫、独头蒜，为百合科多年生宿根草本植物大蒜的鳞茎。地下鳞茎由灰白或淡紫色膜质外皮包裹，内有 6～10 个蒜瓣。大蒜原产亚洲西部，汉代张骞出使西域带回种植，因大蒜的叶、茎和肉辛辣较浓别有风味，故成为日常的菜类和调料。到了宋朝才开始将大蒜用到医药上来。中国的大蒜产量占全球总产量的 70% 以上，大蒜种植面积达 70 万公顷左右，占全球大蒜种植面积的 60% 以上。

大蒜主要含蛋白质、碳水化合物、无机盐、脂肪、B 族维生素、维生素 C、胡萝卜素、钙、磷、铁、锗、大蒜辣素、硫醚化合物、芳樟醇等成分。

一、主要作用

（一）对心血管系统的作用

大蒜可防止心脑血管中的脂肪颗粒沉积，诱导组织内部脂肪代谢，显著增加纤维蛋白溶解活性，降低胆固醇，抑制血小板的聚集。因此有降低血浆浓度，增加微动脉的扩张度，促使血管舒张，调节血压，增加血管的通透性等多种作用，从而可以抑制血管内血栓的形成和预防动脉硬化。

大蒜含的精油成分是抑制血小板凝聚的主要成分，大蒜的抗血栓作用已被调查研究所证实，食用大蒜可达到预防血栓形成的效果。抽烟及酗酒会使血液黏稠度明显增加，但如果同时食用生大蒜，就会部分抵消血液黏滞度高的不良作用。

现代营养学研究资料表明，大蒜的含钾量远比其含钠量要高得多，白皮种大蒜每 100 克食部含钾 361 毫克、钠 19.6 毫克、K 因子为 15.41；紫皮种大蒜每 100 克食部含钾 437 毫克、钠 8.3 毫克、K 因子为 52.65，二者同属高钾低钠类食品，是治疗高血压的极佳食物。

临床实践资料也证明了这一点。据报道，德国学者发现大蒜含有一种配糖体，有降压作用，他们用大蒜治疗 80 例高血压病患者，血压都获得稳定下降。英国学者发现大蒜有溶解体内瘀血的能力，可以降低血胆固醇，还能抗血小板凝结，是治疗冠心病、脑栓塞、高血压、糖尿病及动脉硬化的良药。

国外的另一项研究显示，中等至严重程度的高血压患者，连续 12 周每日食用大蒜，血压就能降至正常水平。专家们建议，高血压患者可在每日早晨空腹吃 1~2 个糖醋蒜头，肯定有稳定的降压效果。

降低血脂临床研究结果显示，受试者每日食用生蒜 50 克，连服 6 天后血清总胆醇、三酰甘油及低密度脂蛋白胆固醇的含量均明显低于试验前的含量。

流行病学研究结果也表明：轻度高血压患者，每天食用 2~3 瓣大蒜，可使高血压恢复正常，坚持食用还会预防复发。严重高血压患者，每天早晨起食 2~3 瓣大蒜，可以预防恶性高血压的发生，降低高血压带来多种危害。

在每人平均每日吃生蒜 20 克的地区，人群因心脑血管疾病死亡的发生率明显低于无食用生蒜习惯的地区。

（二）杀灭病原微生物的作用

大蒜中所含硫化合物具有较强的抗菌作用，对多种球菌、杆菌、真菌和病毒等均有抑制和杀灭作用。研究还发现，大蒜的挥发油、汁、浸出液及提取物大蒜素对多种球菌、杆菌（如百日咳等）、霉菌、真菌（如隐球菌脑膜炎等）、多种病毒等均有抑制和杀灭作用。

大蒜含挥发油约 0.2%，油中主要成分为大蒜辣素，是主要杀菌成分。有学者通过对大蒜的抑菌、杀菌、抗病毒、杀虫以及抑制酶活性等方面的研究，进一步证明了大蒜抑酶杀菌的作用，大蒜原汁、不同提取液及所含的多种成分均具有高效杀灭病原微生物作用，但作用最好的成分是大蒜素。

大蒜素是大蒜中所含的蒜氨酸受大蒜酶的作用水解而产生，尚含多种烯丙基、丙基和甲基组成的硫醚化合物等。

最近研究报道更证明了大蒜辣素为良效的植物杀菌素，其含量以紫皮蒜和独头蒜为高，白皮蒜、马牙蒜次之。对脑膜炎球菌、葡萄球菌、肺炎球菌、白喉杆菌、霍乱弧菌、伤寒杆菌、炭疽杆菌、霉菌、痢疾杆菌、大肠杆菌等病菌均有明显杀灭作用，临床效果良好。在 1∶15 的大蒜汁液中，各种球菌在 10 分钟左右即被抑制，停止生长；0.05% 的大蒜水溶液在 5 分钟内可杀死各种杆菌，把大蒜放嘴里嚼食，3 分钟内可杀死大部分细菌。

蒜氨酸是大蒜独具的成分，当它进入血液时便成为大蒜素，这种大蒜素即使稀释 10 万倍仍能在瞬间杀死伤寒杆菌、痢疾杆菌、流感病毒等。

在食品防腐方面，国外学者通过研究大蒜水溶液对几十种常见污染食品真菌的抑制和杀灭作用发现，大蒜对几十种导致食品腐败细菌有较强的抑制和杀灭作用。大蒜的作用强度相当于甚至强于化学防腐剂苯甲酸、山梨酸，是当前发现的天然植物中抗病原微生物作用最强的一种。

（三）抗癌作用

药理研究表明，大蒜能显著降低胃内亚硝酸盐含量，从而抑制亚硝胺产生，降低胃癌的发病率。有人用化学方法制成大蒜提取液，取一种恶性程度极高的癌细胞，植入预先用大蒜提取液处理过的正常白鼠的腹腔内，经观察未见肿瘤发生，对照组白鼠植入未经大蒜提取液处理的同种肿瘤细胞，则白鼠在 16 天内先后患恶性肿瘤死亡。成人一天吃 4 瓣大蒜，可阻止亚硝酸胺在体内合成，有助于防癌。大蒜提取液在体外，亦能明显抑杀肿瘤细胞、肉瘤细胞、鼻咽癌细胞。

锗和硒等元素是抑制肿瘤细胞和癌细胞的生长的重要元素。大蒜是日常食物中含有机锗最丰富的作物。研究证明，有机锗化合物和一些抗癌药物合用，无论在抑制肿瘤局部生长，还是防止肿瘤转移方面，均有协同作用。有机锗化合物能够刺激动物体内产生干扰素，而干扰素的抗癌作用已被医学所证实。有机锗化合物对受损的免疫系统具有不同程度的修复作用，可激活体内产生自然杀伤细胞和巨噬细胞，有利于癌症的控制。有机锗化合物能降低血液黏稠度，从而减少了癌细胞黏附、浸润和破坏血管壁的机会，这对阻止癌细胞的扩散起着很重要的作用。

大蒜还富含硒元素，硒元素同样具有强大的抗癌作用。食物中含有足够的硒，可降低实验性癌肿，如肺癌、乳腺癌、消化道癌肿、皮肤癌的诱生。流行病学和实验研究资料证明，低硒地区肿瘤发病率高，患者血液中硒含量低于正常健康人；癌症发生率最低的人群就是血液中含硒量最高的人群。另外，硒以谷胱甘肽过氧化酶的形式发挥起抗氧化作用，从而起到细胞保护膜的作用。

国外一项研究发现，大蒜中的含硫化合物能促进肠产生一种酶或称为蒜臭素的物质，通过增强机体免疫能力 阻断脂质过氧化形成及抗突变等多条途径，消除肠中物质引发肠道肿瘤的危险。

美国国家癌症组织认为，全世界最具抗癌潜力的植物中，位居榜首的是大蒜。大蒜可阻断亚硝胺类致癌物在体内的合成到当前为止，其防癌效果在 40 多种蔬菜、水果中，按金字塔排列，大蒜位于塔的最顶端。大蒜所含的 100 多种成分中，几十种成分都有单独的抗癌作用。

他们在 1994 年发表的以美国艾奥瓦州女性为对象的调查结果显示，每周食用 1 次以上大蒜的人罹患大肠癌的风险只有不吃的人的一半。

（四）抗衰老作用

据国外医学研究报道：大蒜集 100 多种药用和保健成分于一身，其中含硫的挥发物 40 余种、硫化亚磺酸（如大蒜素）酯类十余种、氨基酸 9 种、肽类 8 种、苷类 12 种、酶类 11 种。

蛋白质作为机体内第一营养要素，是人体基本活动最重要的物质，但蛋白质并不能直接被人体利用，而是通过分解成氨基酸小分子后才能被利用。它在人体的胃肠道内经过多种消化酶的作用，将高分子蛋白质分解为低分子多肽或氨基酸后，在小肠内被吸收，沿着肝门静脉进入肝脏。一部分氨基酸在肝脏内分解或合成蛋白质；另一部分氨基酸继续随血液分布到各个组织器官，合成各种特异性的组织蛋白质。肝脏是血液氨基酸的重要调节器，食物蛋白质经消化分解为氨基酸后被人体所吸收，抗体利用这些氨基酸再合成自身的蛋白质。人体对蛋白质的需要实际上是对氨基酸的需要。

大蒜的各种氨基酸为优质氨基酸，其所含的氨基酸中，赖氨酸、亮氨酸、缬氨酸的含量较高，蛋氨酸的含量较低，白皮蒜的必需氨基酸含量低于紫皮蒜，但氨基酸总量百分比略高于紫皮蒜。

大蒜中的硫化物为疏通血管、降低血脂的重要物质，脂类为不饱和脂肪酸，余如挥发油主要为大蒜素，这些成分对保持健康，预防衰老发挥着重要作用。

人之所以会变得衰老，老化迹象一点一滴出现，如色素沉淀、体力衰退，是因为体内产生氧化作用的结果，所谓"氧化作用"类似于生锈。补充抗氧化剂有助于降低氧化的速度，减慢衰老的脚步。大蒜所含酶类特别是大蒜中所富含超氧化物歧化酶就是抗氧化的物质，在预防衰老方面发挥着重要作用。"氧化作用"的产生是因为年龄的增长和某些体外其他因素会造成机体和皮肤组织自由基产生超过机体正常清除自由基的能力，从而使皮肤组织造成伤害，导致各个组织的衰老。由于大蒜中超氧化物歧化酶能够清除自由基，对抗"氧化作用"或减低"氧化作用"，因而可以延缓衰老。

现代人已将超氧化物歧化酶视为生命科技中最具神奇魔力的酶、人体内的垃圾清道夫，它是氧自由基的自然天敌，也是机体内氧自由基的头号杀手，是生命健康之本。

大蒜中矿物元素含量以磷为最高，其次为镁、钙、铁、硅、铝和锌等的含量为高，也对延缓衰老发挥着重要作用。

大蒜外用还可促进皮肤血液循环，去除皮肤的老化角质层，软化皮肤并增强其弹性，还有防日晒、防黑色素沉积，去色斑增白的作用。

（五）治疗阳痿作用

有学者通过实验动物兔子及小白鼠的实验发现，大蒜能刺激动物的雄激素分泌，并能增加精子数量。现代医学认为，血液健康是影响勃起功能的重要因素。现代人常由于不良的生活习惯而导致高血脂等问题，这是勃起功能障碍患者不断增加的主要原因之一。食用大蒜降低血脂，促进血液健康，改善血液循环，也有利于改善勃起功能。

大蒜含有的肌酸酐是参与肌肉活动不可缺少的成分，对精液的生成也有作用，可使精子数量大增，所谓吃大蒜精力旺盛即指此而言。

（六）对糖尿病的治疗作用

大蒜的原液和提取成分均有促进胰岛素分泌的作用，可增加人体组织细胞对葡萄糖的吸收利用，提高人体葡萄糖耐量。同时还可促进胰岛素的分泌及增加组织细胞对葡萄糖的利用程度，迅速降低人体内的血糖水平，并可杀死因微生物感染诱发糖尿病的各种病原微生物，从而有效预防和治疗糖尿病及其并发症的发生。

（七）减肥作用

大蒜能降血液中脂肪含量，在控制肥胖方面也具有良好的作用。韩国一个教授研究组对实验老鼠做了为期四天的研究实验。实验结果发现，食用高脂肪食物及大蒜汁的老鼠每天体重增加量为0.09g，而只食用高脂肪食物的老鼠体重日增加量为0.20g，而只食用大蒜汁的老鼠比只食用高脂肪食物的老鼠的可导致肥胖的蛋白质瘦素含量少了一半以上。研究还发现，加工大蒜成品比生大蒜的效果要略差，但由于大蒜成品刺激性弱，对身体的作用并没有明显减弱。

（八）预防女性霉菌性阴道炎

阴道炎是由霉菌、细菌、阴道滴虫等多种病原微生物感染所导致。大蒜中含有大量的大蒜素、大蒜辣素等物质，是天然强力的杀菌物质，具有极大的杀菌作用，可以抑制多种病原微生物在阴道内的过度生长和繁殖，对白色念珠菌在尤其敏感，所以女性日常多吃大蒜类的食物，可以有效预防各种阴道炎疾病的发生。

（九）其他作用

大蒜对多种心、脑血管疾病及肺结核有较好疗效。大蒜可和维生素 B_1 产生一种蒜胺的物质，能增强维生素 B_1 的作用。大蒜素与维生素 B_1 结合可产生蒜硫胺素，具有消除疲劳、增强体力的奇效。

研究表明，蒜中含有"蒜胺"物质对大脑的益处比 B 族维生素还强许多倍。平时让儿童多吃些葱蒜，可使脑细胞的生长发育更加活跃。

因大蒜中所含的"硫化丙烯"的辣素，对病原菌和寄生虫都有良好的杀灭作用，大蒜可用于预防感冒，减轻发热、咳嗽、喉痛及鼻塞等感冒症状。感冒流行时可用口内含几片大蒜预防或治疗，支气管和口腔、咽喉疾病口内含大蒜有良效。

大蒜中所含的微量元素硒，通过参与血液的有氧代谢，清除毒素，减轻肝脏的解毒负担，从而达到保护肝脏的目的。

大蒜还可促进胃酸等多种消化液的分泌，患有胃酸减少和胃酸缺乏疾病者，常食大蒜有较好的治疗或辅助治疗作用。

每天生吃大蒜能够减轻变态反应（过敏反应）程度，特别是由温度变化所引起的过敏。最好的方法是在过敏季节来临前几周就开始生吃大蒜。

大蒜具有减少辐射损伤作用，大蒜中含硒元素较多，并且大蒜的抗氧化作用优于人参。因此适量吃些大蒜有助于减少辐射损伤。

大蒜中保健作用很高的大蒜精油是蒜中所有含硫化合物的总称，这些物质中的硫原子具有高度活性，可自发地转变成多种有机硫化合物。这些有机硫化合物在物理、化学、生物性因素作用下，又可转变成其他含硫化合物。大蒜中的所有含硫化合物大多具有广泛药理作用，也是构成大蒜特有辛辣气味的主要风味物质。大蒜精油成分中研究较多的有蒜氨酸、大蒜辣素和大蒜新素。

中医学认为大蒜性味辛、温，归脾、胃经。具有解毒消痈、杀菌、止泻利尿、降压止血祛痰杀虫的作用。适用于疮痈、阿米巴痢疾、细菌性痢疾、肠炎腹泻、肺痨、蛲虫病、钩虫病、阴道滴虫病、头癣、足癣、百日胃肠道病等患者食用或外用。

《日华子本草》载大蒜"健脾，治肾气，止霍乱转筋、腹痛，除邪避温，疗劳疾、冷风、疥癣、温疫气"。《滇南本草》载大蒜："祛寒痰，兴阳道，泄精，解水毒"。《本草纲目》载大蒜："捣汁饮，治吐血心痛；煮汁饮，治角弓反张；同鲫鱼丸，治膈气；同蛤粉丸，治水肿；同黄丹丸，治痢疟孕痢；同乳香丸，治腹痛"。《本草纲目》载："尝有一妇鼻血，一昼夜不止，诸治不效。时珍以蒜敷足心，即时血止，真奇方也"。

"大蒜是个宝，常吃身体好"。广西著名的长寿地区巴马人长寿的秘诀之一就是每日都吃蒜，蒜的医疗作用不可低估，"只要几瓣蒜，痢疾好一半"。因大蒜具有调味与防病健身的双重作用，常被人们誉为"天然抗生素"，由此可知大蒜的功力非同一般。

但大蒜的食用方法存在着切片弄碎或直接食用两种不同的观点。

坚持切片弄碎食用者认为：大蒜发挥这样出色的功效，是因为大蒜含有蒜氨酸和蒜酶这两种有效物质。蒜氨酸和蒜酶各自静静地待在新鲜大蒜的细胞里，一旦把大蒜碾碎，大蒜的碎片完全暴露于空气中，有利与空气中的氧结合，也有利于蒜氨酸和蒜酶的互相接触，从而形成一种没有颜色的油滑液体——大蒜素。大蒜素一般在空气中放置15分钟以后才会产生。因此他们建议大家平时食用大蒜时要将大蒜切成细薄片，切成的大蒜片也不要急着下锅。先把切片后的大蒜放置10～15分钟或更长时间后再下锅，让蒜氨酸和蒜酶在空气中充分结合产生大蒜素后再食用，这样才能更好地发挥大蒜的营养价值和抗癌作用。持这种理论的人还认为，如果想达到最好的保健效果，食用大蒜最好捣碎成泥，而不是用刀切成蒜末。

不坚持切片弄碎的观点认为，牙齿是最好的粉碎机，食用大蒜时咀嚼的过程中便会有氧参与，大蒜中的苷也能分解，其抗癌、抗病原微生物的作用还是能够充分发挥。此外，咀嚼过程中大蒜也有利于杀灭口腔中的各种病原微生物，产生的大蒜素还会在口腔中持久保留，大蒜中其他抗癌成分如硒、锗，在咀嚼过程中也不会被破坏。另一方面，切片或将大蒜捣碎，大蒜的挥发成分也容易散失，咀嚼过程中则其挥发成分不容易散失，能充分发挥作用。因此，对于许多喜欢嚼着吃大蒜的人来说，该怎么吃还怎么吃。

两种说法都有一定道理，但要区分具体情况。调味用的大蒜还是要切片或弄碎为好，整瓣大蒜没有经过氧化，大大减低了抗癌作用效果，生吃最好切片或捣成蒜末食用。外出携带加工不方便者整头分开慢慢咀嚼食用也可。

有条件者应尽量将大蒜捣成蒜泥，才能达到最好的保健效果，因为这样可以比切成片产生更多的大蒜素，抗癌效果更好。大蒜生吃最好，因为大蒜素遇热时会很快失去作用，若烹饪调味，如湖南红烧肉整碗大蒜煮后食用，大蒜素大部分挥发掉了，则很难产生理想效果。

大蒜不仅怕热，也怕咸。它遇咸也会失去作用，食用蒜泥时尽量要少放盐。

大蒜素属挥发挥发油类，大蒜中抗血小板凝结的有效成分甲烯丙三硫醇也有挥发性，用大蒜治病防病时需要生吃，但这由于挥发成分的作用会散发出多种异味。有些人嫌生吃嘴内产生异味，可含嚼点茶叶，气味会自然消失。

二、食疗

1. 感冒

（1）大蒜头、葱白、生姜各 10 克，切片水煎温服。每日早晚饭后各 1 次，连服 2～3 日。适宜于恶风寒、鼻塞流清涕、头痛者。

（2）大蒜头、葱白、生姜各 15 克，红糖适量，水 1 碗，煎至半碗，睡前一次温服。

（3）紫皮蒜、生姜片适量，红糖 50 克，用水 700 毫升，煎至500 毫升，睡前一次服下。

2. 预防流感

（1）大蒜切片，塞入鼻孔。

（2）口含蒜瓣，生津后咽下，至大蒜无味时吐掉，每日 1～3次，连用 3 天。

（3）大蒜液适量兑入沸开水中温服。

3. 急、慢性气管炎

（1）大蒜 250 克，醋 250 毫升，红糖 90 克，蒜去皮捣碎，泡入糖醋中 1 周，日服 8 次，每次 1 汤匙。适用于急性支气管炎服用。

（2）大蒜头 10 克（去皮切碎），陈皮 30 克，水煎 20 分钟，每日 2 次温服。适宜于急性支气管炎痰涎清稀者。

（3）大蒜数瓣，冰糖适量，大蒜捣成泥，加入冰糖，开水冲泡当茶饮。

（4）大蒜 20 只，瘦猪肉 100 克，盐、酱油、食油各适量。将蒜去皮，洗净，猪肉切片，锅置于旺火上，油热放入猪肉煸炒，下蒜瓣再炒片刻，放入调料翻炒即成，食用之。

4. 预防流行性脑炎

（1）每日食用大蒜数瓣。

（2）常吃大蒜，坚持早晚刷牙，用淡盐水漱口。

5. 哮喘 紫皮蒜 60 克，红糖 90 克。蒜捣烂如泥，放入红糖。在砂锅内加水适量熬成膏。每日早晚各服一食匙。适宜于痰涎清稀且量多者。

6. 肺结核

（1）大蒜数斤，用醋浸泡。半月后食，一日 3 次，每次数瓣。

（2）大蒜生吃，每次数瓣，每日 2～3 次。

（3）紫皮大蒜 30 克，去皮，蒜放沸水中煮 1 分钟后捞出，然后取粟米 30 克，放入煮蒜水中煮成稀粥，再将蒜重新放粥内搅匀后食用。另以白芨粉 3 克与大蒜粥同食。一日 2 次，早晚饭后服用。

（4）猪胆 1 个，大蒜 120 克。大蒜入猪胆内，煮烂吃，每日 1 个，连吃大蒜 5～7 个。

7. 急性肠炎

（1）大蒜数瓣，米醋一酒杯。将蒜捣烂如泥，和米醋徐徐咽下。

（2）大蒜数头，烧熟，开水泡服，连服 3 日。

（3）紫皮大蒜两头，捣为蒜泥，用温开水或稀面汤冲服，一次服下，服药后卧床休息。

8. 细菌性痢疾

（1）大蒜数个，捣烂如泥，敷在肚脐和脚心（敷前涂点油），同时生食大蒜数瓣。每日 2～3 次。

（2）口服生紫皮蒜，一日 3 次，每次数瓣。

9. **阿米巴痢疾**　大蒜头 5 克，切成小粒，温开水送服。每日 2～3 次。适宜于久痢或腹痛绵绵者。

10. **上消化道出血**　大蒜头 300 克，玄明粉 60 克，混合捣烂，每用 90 克以四层纱布包裹，敷贴于足心（涌泉穴），3～4 小时后去掉。每日 1 次。敷贴前先在足心涂少许凡士林，以防起泡。此法用至血止，若 2～4 日未见疗效，则不宜继续使用。

11. **急性阑尾炎**　大蒜头 100 克，大黄、芒硝各 50 克，共捣如泥，加醋少许拌匀，敷右下腹压痛点上（厚约 3 厘米，其周以纱布围成圈，以防药液流出）。2 小时后弃去再敷。

12. **胃炎呕吐**　大蒜 2 头，烧熟，用蜂蜜水送服。

13. **受寒腹痛**　大蒜 1500 克，用酒、醋各半泡于大瓶中，泡 10 日后服用，每日食大蒜 3～5 头，连食 1 周。

14. **食物中毒**　独头蒜 1 头，雄黄 1 克，混合捣烂，温开水冲服。

15. **肠梗阻**　大蒜 3 瓣，开水 1 杯，蒜捣为泥，开水冲液，病发时服下。

16. **蛔虫症**　大蒜、粳米适量，大蒜捣泥，粳米煮粥，拌后服下。

17. **中风不语**　大蒜泥涂在患者牙根上。

18. **脑血栓**　大蒜 1000 克，粮食白酒 2000 毫升，将大蒜浸泡在白酒中，两周后服用，食蒜饮酒，每日服用两次。

19. **咯血、吐血**　大蒜捣成蒜泥，敷两足心，4 小时后再换药 1 次，连用 2 次。

20. **小便不利**　大蒜 5 头，大麻子 50 粒，共捣烂，每晚将药适量敷在足心，第二天早晨去掉，晚上再敷，以小便利为止。

21. **高血压**

（1）大蒜头适量，放糖、醋中浸泡 5～7 天，每次饭前空腹吃 1～2 瓣，并同时饮糖醋汁少许。连续服用半个月左右。

（2）大蒜 1000 克，粮食白酒 2000 毫升，将大蒜浸泡在白酒中，两周后服用，食蒜饮酒，每日服用两次。

（3）大蒜头 50 克，酸牛奶 100 毫升，白糖 10 克，大蒜头掰开，去茎，切碎，与酸牛奶一起捣烂取汁，兑入白糖，拌匀即成。早晚 2 次分服。

（4）大蒜 500 克，白糖 250 克，米醋 600 毫升。将大蒜头洗净，沥水，放入大口瓶内，加白糖拌和，兑入米醋，加盖后，摇动大口瓶，每天摇动 1~2 次，浸泡 10 日即可食用。每日 2 次，每次连皮嚼食 1 个蒜头，约 10 克。

（5）大蒜 100 克，西瓜 5000 克。先将西瓜洗净，挖个三角形的洞，放入紫皮大蒜，再将挖下的瓜盖盖好，盛大碗中，隔水蒸 10 分钟即成。起热饮汁，吃蒜瓣及瓜瓤。

（6）紫皮大蒜 50 克，糯米 100 克，白糖 10 克。先将大蒜去皮，切碎，剁成糜糊状，备用。将糯米淘净，放入砂锅，加水适量，慢煮成黏稠粥。粥将成时，调入大蒜糊、白糖，小火煮沸即成。早晚 2 次分服。

22. 高血脂　大蒜头捣汁口服或加奶油适量服。适宜于痰湿偏盛者。

23. 中暑

（1）大蒜头 20 克，明矾 10 克，共捣烂，凉开水缓缓送服。适宜于中暑上吐下泻者。

（2）鲜姜、大蒜、韭菜各适量，共捣取汁，灌服。

24. 痈疽疮肿

（1）大蒜捣烂用香油调和，摊布上贴患处，干后即换。

（2）大蒜、食醋，大蒜捣烂，挤汁，把等量醋和蒜汁同时放锅内，文火煎成膏状，外敷患处，每日换药 1 次。

25. 头癣　大蒜头捣烂，以猪油或菜油调成糊，涂敷于洗净的患处。每日 1 次。

26. 脚癣

（1）大蒜头捣烂，置陈醋中24小时，取汁洗泡患处，每日1次。

（2）每晚洗脚后，用生蒜擦患处，连用2周有效。

（3）大蒜100克，水煎后加入红糖适量服用。

27. 牛皮癣　大蒜、韭菜各50克，共捣为泥，置火上烘热，用力擦患处，每日2～3次。

28. 神经性皮炎　大蒜头捣烂，纱布包住浸陈醋中，2～4小时后取出搽洗患处，每日2次，每次10～20分钟。

29. 白癜风　大蒜瓣切开，用切面搽患处，每次反复搽1分钟，每天搽3次，坚持20天有效。

30. 疥疮　独头蒜1个，蜂蜜少许，两者捣匀涂患处。

31. 预防冻疮

（1）大蒜头（紫皮者）适量，捣烂常擦患冻疮处（于入冬前开始）。每日1次，连用5～7日。

（2）葱、姜、蒜各适量，共捣碎，搽抹患处。

32. 骨髓炎　连头大葱250克，蒜500克，葱蒜共捣，加入醋1500毫升，共熬成膏，贴患处。

33. 痔疮

（1）干大蒜梗十数根，煎汤洗患处。

（2）大蒜、醋，蒜泥加水与醋调匀，洗患处。

34. 蛇、蝎咬伤

（1）大蒜头、雄黄各适量，同捣烂敷伤处。

（2）大蒜、碱面适量，碱面洗伤口后大蒜捣泥贴敷伤口上。

（3）大蒜、蜂蜜适量，大蒜捣泥调以蜂蜜，敷在伤口上，亦治蜂蝎螫伤。

35. 疟疾　大蒜头1小瓣捣烂，于发作前两小时敷于寸口（腕关节掌面桡侧血管跳动处）或内关穴，敷至皮肤发红时即去掉，以

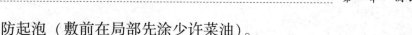

防起泡（敷前在局部先涂少许菜油）。

36. 钩虫、蛲虫病　大蒜头适量，切细粒空腹服（适宜于前者）。捣烂调入凡士林，临睡时涂于肛周，翌日洗去，连用 3～4 日（适宜于后者）。

37. 跌伤晕倒　大蒜捣汁，过滤去渣，滴鼻内数滴，可促苏醒。

38. 产后中风　大蒜头适量煮水，待温灌服。很快即可苏醒。适宜于面色黯淡或青紫者。

39. 妊娠水肿　鲤鱼一条，赤小豆 200 克，大蒜数瓣，陈皮 5 克，共煮后吃肉喝汤。

40. 百日咳

（1）紫皮蒜或独头蒜数枚，白糖适量。将蒜捣碎，用糖和冷开水浸泡两昼夜，过滤去渣，日服 3 次，每次半至一汤匙，温开水调服。

（2）独头蒜 3 个（捣汁），甘草末 12 克，加冰糖适量，水煎，一日 3 次服。

（3）紫皮大蒜 3 个，白菜根 1 个，白糖 60 克，水煎当茶饮。

41. 小儿咳嗽　紫皮蒜或独头蒜数枚，白糖适量，蒜捣为泥，加入白糖适量，温开水冲服。不满 1 岁小儿每日 1 瓣，1～2 岁小儿 2 瓣，2 岁以上小儿 3 瓣，还可加入少许蜂蜜。

42. 小儿腮腺炎　大蒜、陈醋等量，共捣为泥，敷患处，每日敷 1～3 次。

43. 鼻出血　大蒜头 1 个，去皮，捣烂如泥，做成五分硬币大小，敷于足心（涌泉穴）。左鼻孔出血敷右足心，右鼻孔出血则敷左足心。

44. 急慢性鼻炎、鼻窦炎　大蒜头捣汁，加甘油两倍（无甘油则以蜂蜜代之），用盐水洗鼻并拭干后，以棉球蘸药塞鼻中。每日早晚各 1 次，连续 3～7 日。

45. 龋齿　大蒜头捣烂，清除洞里的残留物后塞入少许蒜泥，即可止痛。

46. 牙痛

（1）龋齿牙痛时，把牙洞里的东西剔出后，塞上蒜泥，可以消炎防腐，杀菌止痛。

（2）独头蒜放在火炉上烤熟，趁热敷痛牙。

47. 口臭　大蒜生吃或含口内嚼。

48. 急性扁桃体炎　大蒜头捣汁，加入五倍的盐开水，频频漱口。每日数次。

49. 咽喉肿痛　大蒜捣烂，涂在布上，涂厚一些，贴鱼际穴上，用胶布固定。每次敷 3～4 小时，敷处起水疱后喉痛即可减轻。数次可以自愈，注意保护好水疱处。

50. 鱼骨鲠喉　大蒜 1 瓣，白糖 1 匙，大蒜横切断，塞入鼻孔，勿令透气，再将白糖干咽，不要饮水。一次不效，可再饮 1 匙白糖。

51. 急性脱发（鬼剃头）　大蒜捣泥调以香油或凡士林软膏，涂患处，每日 1 次。

52. 秃疮　大蒜 250 克，大葱、韭菜各 500 克，鲜马齿苋 1500 克。共捣烂取汁，用汁涂患处，每日 2 次。

53. 手脱皮　大蒜捣成泥搽手掌。

54. 甲癣（灰指甲病）　大蒜、醋适量，醋泡蒜成液，把病指插在醋液浸泡，每次 10～15 分钟，1 日数次。醋放在阴凉处，连续使用。

55. 偏头痛　大蒜捣汁，仰卧滴鼻 2～3 滴，流泪后疼痛减轻。

56. 鸡眼　大葱一根，紫皮蒜一头，共捣为膏，鸡眼泡软，硬皮撕去，纱布包紧，鸡眼将慢慢脱落。

57. 阳痿、早泄

（1）大蒜、生姜各 60 克，食油略炒，连服 1 周。

（2）白切羊肉 250 克，以蒜拌食，每 3 日 1 次，连服数次。有益肾壮阳作用。

（3）大蒜60克、牛肉100克，将食油略炒，连服1周。

58. 皮肤癌　大蒜捣泥，涂在纱布上敷患处，每日换药1次。

59. 布鲁菌病　大蒜、雄黄各30克，雄黄先研细末，加蒜共捣成泥，做60丸，每次服2丸，每日服3次。

60. 肺脓疡　紫皮蒜50克、醋180克，蒜捣为蒜泥，加入醋，用砂锅煎汁，饭后一次服用。

61. 滴虫性阴道炎　大蒜头切片，水煎趁热熏洗。每晚睡前1次，连续10天。或以大蒜头捣汁，淋于清洁纱布上并塞入阴道。每日1～2次，每次10秒钟，连用3～5天。治疗期间忌房事。

62. 阴户肿痛　大蒜数瓣，煮汤频洗。

63. 小儿秃疮　紫皮大蒜头切片擦之，每日1次。

64. 小儿急性咽喉炎　大蒜捣汁，敷足心，敷药时不超过半小时，以免起泡。

三、禁忌

1. 不宜外敷时间过久。大蒜有较强的刺激性，与动物和人的红细胞接触可使之变成棕黑色，高浓度甚至可使红细胞溶解。外敷过久容易使皮肤发赤、灼热、起泡，甚至糜烂生疮。

2. 贫血患者不宜食用。大蒜含较多的挥发油物质可降低血糖，多量则会抑制人的胃液分泌，生熟品都可使血红蛋白红细胞减少。《本草经疏》说：大蒜，"气虚血弱之人，切勿沾唇"。贫血患者食用，将会加重病情。

3. 育龄青年不宜多食。大蒜多食克伐人的正气，还有明显的杀灭精子的作用，育龄青年食用过多，对生育有着不利影响，故不宜多食。

4. 慢性肝炎、目病者不宜多食。大蒜性热耗气，又可使体内红细胞、血红蛋白减少，营养匮乏，多食则会加重肝炎病情。又目与肝脏有着必然的联系，需肝脏提供营养，大蒜辛温，食后可助火伤目，故也可加重目病。

5. 心脏病、高血压、糖尿病、肥胖症、痛风、胃溃疡及慢性胃炎者不宜多食。大蒜食用过量，对人体的健康有着明显的不利影响。研究表明，过量食用大蒜会使心脏病、高血压、肥胖症、痛风等病的病情加重；大蒜的强烈刺激性还会使患有胃炎及胃溃疡的人腹痛；大蒜还能杀死对人体有益的细菌，影响对 B 族维生素的吸收。故患有心脏病等病者不宜多食。

6. 脾虚腹泻不宜吃大蒜。大蒜对细菌性腹泻有效，对脾虚泄泻者不宜。因大蒜所含的蒜辣素会刺激肠壁，使肠壁充血水肿加重，加剧腹泻。